老年照护师培训用书（初级）

老年人照料护理手册

金 霞 宗 疆 张 雷 主编

解放军第254医院老年照护师培训基地　组织编写

U0227737

科学出版社

北 京

内 容 简 介

　　本书共7章,在简要介绍老年照护师的职业道德、行为规范、法律法规、工作内容的基础上,重点介绍了老年人身体的监测、日常照护、特殊生活照护、用药照护、运动保健及家居常用物品消毒方法等内容,系统阐述了老年照护师的职业基本知识及对高龄、失能、失智、疾病或行动不便老人的健康评估、康复训练和日常生活照顾方法与技巧。

　　本书内容简洁,通俗实用,既可作为老年照护师、相关家政人员培训用书,也可作为老年人家属、保姆的参考用书。

图书在版编目(CIP)数据

老年人照料护理手册/金霞,宗疆,张雷主编.—北京:科学出版社,2017.3
老年照护师培训用书:初级
ISBN 978-7-03-052489-8

Ⅰ.老… Ⅱ.①金…②宗…③张… Ⅲ.老年人－护理－手册
Ⅳ.R473-62

中国版本图书馆 CIP 数据核字(2017)第 056688 号

责任编辑:董　林　黄建松 / 责任校对:张小霞
责任印制:肖　兴 / 封面设计:龙　岩

科 学 出 版 社 出版
北京东黄城根北街 16 号
邮政编码:100717
http://www.sciencep.com

天津市新科印刷有限公司 印刷
科学出版社发行　各地新华书店经销

*

2017 年 3 月第　一　版　开本:720×1000 1/16
2017 年 3 月第一次印刷　印张:8 1/2
字数:170 000

定价:36.00 元
(如有印装质量问题,我社负责调换)

编者名单

主　编　金　霞　宗　疆　张　雷
副主编　蔡宝英　李惠敏　张德凤
顾　问　杜宏伟　彭　涛　迟凤玉
编　委　(以姓氏笔画为序)

马玉华　马东利　王红敏　王宏杰　王俊岭
王魁恩　白俊平　刘彩玲　安广隶　杜宏伟
李　焱　李惠敏　杨润彪　杨雅清　迟凤玉
张　雷　张德凤　金　霞　宗　疆　彭　涛
温丽芳　蔡宝英

序

根据我国第六次人口普查公布的数据预测,2015—2035 年的 20 年时间里,我国 65 岁及以上老年人口将快速增长。2020 年将达 2 亿多人,进入重度老龄化发展阶段,2050 年将超过 4 亿人;2051—2100 年,我国老年人口比重将维持在 30％以上,总量达 3 亿~4 亿人。此外,由于我国人口健康水平不断提升,平均寿命越来越长,以及我国当前家庭结构普遍为"421"倒金字塔形,养老将成为我国未来最为突出的社会问题。

解放军第 254 医院是驻天津市的一所知名的军队三级甲等医院,在军队课题"老干部家庭病房远程监测管理服务系统"的牵引下,护理部金霞主任及护理专家们主动承担起相关社会责任,对军地干休所、养老院及老年病科住院患者、家属、保姆等照料、护理人员展开了大样本实地调研,提出了建设医院、干休所、社区、养老院一体化医养结合服务平台的构想,率先建立了"解放军第 254 医院老年照护师培训基地",并组织编写了该书,以促使相关工作有目标、服务有标准、操作有流程、动作有技巧,让老年朋友在保有自尊、自主的同时享有温馨、适时、舒适的职业化服务。

老年人的照料、护理已成为一种热门的新型职业——老年照护师。老年照护师是伴随人口高龄化而诞生的新职业,它是以科学理论知识为指导,以生活照顾为主,基础照护、康复照护、保健照护为辅的一项职业化服务。服务对象主要为高龄、失能、残障、疾病或行动不便的人员,目的是最大限度地减少残障,尽可能协助维护机体的正常功能。

解放军第 254 医院护理专家们在查阅了国内外大量文献的基础上,结合对老年人照料、护理的特点,系统地总结了该院老年临床护理经验和教训,反复研讨、斟酌,完成了《老年人照料护理手册》一书。该书第 1 章介绍了老年照护师的职业道德、行为规范、法律法规及工作内容,第 2~7 章介绍了老年人身体的监测、日常照护、特殊生活照护、用药照护、运动保健及家居常用物品消毒方法等。全书内容简洁,通俗实用,并配了大量示意图,既可作为老年照护师、相关家政人员培训用书,也可作为老年人家属参考用书。随着我国各种养老扶持政策的不断推出,养老产业已成为极具潜力的朝阳产业,老年照护师这一新职业将会出现巨大的需求并日益受宠。相信该书的出版发行一定能有效地促进我国老年照护师这一职业的健康发展,为我国的养老事业做出贡献。

是为序。

中华护理学会产业专业委员会副主任委员　　迟凤玉
解放军护理专业委员会副主任委员

2017 年 1 月

目　录

第**1**章

老年照护师的职业道德与行为规范

　　随着社会进步、经济发展和医疗水平的提高,人类的寿命正在朝着普遍延长的趋势发展。全世界老年人口在总人口中所占的比重也逐年上升,而我国目前已经提早进入老龄化社会,且增长速度非常惊人。随着生活条件和医疗条件的改善,人口平均寿命的增加,老年人群中慢性病也随之增加,简单的衣食供给已经远远不能满足老年人对照顾的需求,越来越多的老年人希望享有专业的基础照护、饮食照护、康复照护、保健照护乃至临终照护等多样性、多层次的照护服务,这就需要社会尽快地培养出一批具备专业技能的照护人才。

　　老年照护师是伴随人口高龄化而诞生的新职业,职业的宗旨是提供以运用科学理论知识为指导,以生活照顾为主,基础照护、康复照护、保健照护为辅的职业服务技能而从事照护高龄、失能、残障、疾病或行动不便的专业人员,最大限度地减少残障,尽可能地维持机体功能的工作职能。

　　根据职业特点,要求老年照护师具有良好的职业道德,职业道德是从事一定职业的人们在职业活动中所应遵循的道德原则和行为规范的总和。

第一节　职　业　道　德

　　规范,就是规则和标准的意思,指允许人们行动的范围。道德规范是社会向人们提出的应该遵循的行为准则。老年照护师的道德,即职业道德,是老年照护师应具备的思想品质,是其与照护对象、社会及老年照护师之间关系的总和。老年照护师道德规范是其进行服务的思想和行为的准则,本节将对老年照护师道德规范进行阐述。

一、爱岗敬业,热爱本职

　　老年照护师要热爱自己的工作,全心全意地为照护对象服务,把照护工作当成自己的天职,对工作勤勤恳恳、兢兢业业、认真谨慎、细致周到,无论在什么困难条件下,都努力把照护对象照护好。忠于职守还体现在最大限度地发挥自己的聪明才智,为照护对象做更多的服务。

二、文明礼貌,规范服务

在整个服务过程中,要始终做到"文明礼貌,举止端正,语言文明,态度和蔼,同情、关怀和体贴照护对象"。老年照护师讲文明礼貌,能使照护对象对其产生信任感和安全感,从而建立良好的关系,使照护对象保持愉快的精神状态,消除和避免消极、悲观情绪。所以,老年照护师文明礼貌、规范服务是必备的道德修养,又是不可缺少的职业素质。

三、遵纪守法,自律自尊

遵纪守法、自律自尊是老年照护师应具备的职业素质。在改革开放市场经济中,一定要严格遵纪守法,不能为了谋取个人私利而违法乱纪,损害国家和集体的利益。更不能利用自己工作之便和照护对象对自己的感恩心理,索取财物或赠礼。要真正做到不贪钱财,对照护对象一无所求,无私地投入工作。

四、一视同仁,满腔热忱

老年照护师要对所有的服务对象都能平等地满足其服务需要,要尊重照护对象的人格与权利,不分男女、老少、民族、职务等,应一视同仁、平等对待,绝不能对亲近者、有权者毕恭毕敬,对生疏者和无权者爱理不理,有利者殷勤照顾,无利者敷衍塞责。对照护对象满腔热忱,把解除他们的痛苦当成己任,用和善的语言和实际行动帮助其解决具体困难,争取早日康复。

五、保护隐私,尊重人格

老年照护师应为照护对象保守秘密,不泄露照护对象的隐私。保护隐私和尊重照护对象的人格是紧密联系在一起的,老年照护师无权泄露照护对象的隐私及家庭生活情况,由于职责所在日夜守护在照护对象身旁,照护对象往往把自己躯体和内心不便公开的隐私告诉老年照护师,作为老年照护师了解这些情况后,有为照护对象保守秘密的责任。如果把秘密向外泄露,甚至随意作为谈话的笑料,广为传播扩散,不仅会影响照护对象的名誉,造成精神创伤,而且还可加重病情和引起照护对象家庭纠纷。这是一种极不道德的行为。另外,对危重照护对象的病情应向照护对象保密,这主要是使照护对象在有生之年保持一种平静的心情,这是人道主义的体现。

六、技术过硬,精益求精

作为一名老年照护师,只有良好的愿望而没有良好的照护技术是无法做好工作的,因此,要求老年照护师要刻苦学习照护知识,苦练陪护技术,在工作中具备科学的知识、精湛的技术、周到的服务、谨慎的操作才能实现良好的愿望。

七、严谨求实,积极进取

老年照护师工作和学习中要严格要求自己,谨言慎行,实事求是,努力向上,不断进取。对照护对象要精心照护,细心观察,不弄虚作假,不马虎,实实在在地做好本职工作。积极进取,就是努力学习照护的业务知识,在困难面前不畏缩,敢于挑重担。严谨求实、积极进取是老年照护师做好本职工作的前提。

思考题

老年照护师应具备哪些职业道德?

第二节　行　为　规　范

一、素质的定义

"素质"可广义地分为先天性与后天性两个方面。先天的一面是指与生俱来的特点和原有的基础;后天的一面主要是指通过不断的培养、教育、自我修养、自我磨练而获得的一系列品质特点、行为习惯、文化涵养、知识技能的综合。

二、老年照护师应具备的基本素质

(一)思想品德素质

1. 自觉遵章守法　遵章守法是对每个公民的基本要求,不论是在工作中还是在生活中,都要自觉守法,自觉维护国家和人民的利益。守法是每个公民的基本义务,法律虽可以借助一定的强制手段来执行,但主要是靠自身的节制和主观的努力来维系。自觉守法才能使法律得以顺利执行,使社会秩序稳定。守法的"底线"是遵守道德和纪律。违反道德和纪律,做出损害别人利益的行为,就构成了违法。法律和纪律是约束人的行为准则,俗话说"没有规矩,不成方圆",遵守道德和纪律最集中的体现是遵守有关规章制度,按照老年照护师的职责去做。

2. 做到爱岗奉献 老年照护师首先要认识到照护工作的重要性。照护工作是社会的需要,也是一项高尚的工作,应该心甘情愿地去做,同时要建立自信心,有了自信心,对自己从事的这项工作给予充分的肯定,那么就会赢得别人的尊重。热爱照护这个行业,就应该对自己岗位的工作精益求精:在工作中要努力钻研,研究适合各种照护对象的照护方法,并想方设法、全心全意地解决问题,使照护对象舒适、愉快,就会得到照护对象的认可。奉献就是忘我的工作,不怕脏、不怕累,想照护对象所想,急照护对象所急,全身心地投入到照护工作中。

3. 信守诚信可靠 要做好照护工作,前提是热爱这个专业,在具体工作中要做到诚信可靠。诚信可靠就是讲真话、办实事,这是诚信可靠的具体体现。诚信可靠的基础是有爱心,与人为善。只有真诚地对待照护对象,才能得到照护对象的信任,照护工作才能顺利展开。诚信可靠的另一个要求是除了遵守一般的社会公德外,不要见利忘义,不能利用职务之便,收受和索要照护对象的财物,更不能见小利而忘大利,非法占有照护对象的东西或将别人的东西据为己有。

4. 行为文明礼貌 文明礼貌也是老年照护师的一个基本要求。文明是我们平时言谈举止中所表现出的高尚与典雅。礼貌是对人表现出的尊敬。要做到文明礼貌,首先是有良好的语言习惯。初到照护工作岗位者,特别是刚从农村来到照护工作岗位,不习惯城市的语言或不知道怎么说话,这就需要尽快学习。另外,首先应将照护对象的话听清楚,只有听懂了才能正确回答照护对象的问题。良好的语言习惯还表现在对需照护对象的心情、病情熟悉和了解,只有了解照护对象的病痛、心情,您讲的话才更为贴切。文明礼貌还表现在服饰、举止、微笑服务上。老年照护师面对的是照护对象,工作的内容主要是生活服务,也就是说老年照护师的服装要朴素大方,服饰不可太多。良好的行为举止是一个人修养的体现,也可以表现出一个人的精神面貌。文明礼貌还表现在微笑服务上,微笑给人舒适和温暖的感觉,给人信心和力量。

(二)专业知识与技能

1. 要有一定的文化素养和基本的人文科学知识 文化素养虽然和自身的学历有关,但并不是自身学历低就缺乏知识。知识是人对自然、社会、思维现象和本质认识的总和,只要自己努力学习,善于学习,不断地进行知识积累,就会不断地完善自己。应养成读书、读报、听广播等好习惯,闲暇时间不要聊天、逛街等。

2. 应具有必要的照护理论知识和扎实的实践技能 要做好老年照护师的工作,必须掌握一定的医学知识和照护技能,如照护对象的心理特点,基础的人体解剖特点及生理功能等。协助照护对象身体清洁、保证其舒适与安全、协助功能锻炼、疾病康复等,均能体现医学理论知识和照护技能。

三、老年照护师语言与行为规范

由于职业特点,在遵循人们公认的规范和行为的准则中,其语言行为规范要求更为严格。下面就老年照护师的语言行为和规范进行论述。

(一)语言的重要性

语言是人类社会最重要的交际工具,是人们互相理解的纽带。因此,有效的语言沟通非常重要。俗话说"话是开山的钥匙,言语是心灵的窗口。"人与人交往,约有 35% 运用语言性沟通技巧,因为它能清楚且迅速地将信息传递给对方。

(二)语言的要求

1. 准确恰当　人们在生活和交际中的语言要准确、恰当,以免引起误会,产生相反的结果。要避免言不达意。有一个人邀请三位朋友到家里做客,已过了约定的时间,还有一位朋友未到,这时主人很着急,就顺嘴说了句:"该来的没来。"已到的二位朋友中有一位听着不对劲,心想,该来的没来,那是说我不该来了,于是起身告辞。这位主人紧接着又说:"不该走的走了。"剩下的一位客人听了这话,认为自己该走没走,也悻悻地走了。这个小故事生动地说明了交际交流中语言准确的重要性。老年照护师要估计照护对象的教育程度及理解力,选择合适的语言来表达。语言内容要严谨、高尚,符合伦理道德原则,具有教育意义。

2. 富有情感　良好的语言能给照护对象带来精神上的安慰。情感性语言是沟通老年照护师与照护对象之间感情的"桥梁",老年照护师一进入工作角色,应满腔热忱地面对照护对象,将对他们的爱心、同情心和真诚相助的情感融在言语中。如照护对象早晨醒来,老年照护师应面带微笑地说:"您晚上睡得好吗?"还可以针对不同对象谈及不同情况,如,您头还痛吗? 今天天气不错! 我打开窗户交换一下空气,您看可以吗? 这些并不是简单的寒暄,而是老年照护师与照护对象之间的一种情感交流。

3. 注意保密　老年照护师与照护对象的关系应建立在真诚的基础上。一般情况下,老年照护师可以实事求是地告诉照护对象的病情,因为他们有权知道。但是,由于照护对象对有关问题比正常人敏感,可视不同对象不同对待,有的可直言,有的必须委婉、含蓄。对重、危的照护对象要尽量减少其精神压力。特别要注意的是,老年照护师必须尊重照护对象的隐私,对照护对象的隐私如生理缺陷、精神病、性病等要保密,照护对象不愿意陈述的内容不要追问,更不能向别人散布。

四、老年照护师的日常用语

(一)招呼用语

和对方见面可说:"您好""请""请坐"。见面后还不能马上达到对方的要求时可用"请稍候""请别急"。其他还有"谢谢""再见""对不起""谢谢您"等。

(二)称呼用语

对照护对象的称呼要有区别、有分寸,可视年龄、职业而选择不同的称呼。如果照护的是一位干部,担任或曾担任过什么职务,则可用职务称呼,如×局长、×科长、×处长等。如果有职称的可用职称来称呼,如×教授、×老师、×医生等。如果上述情况都没有,可视情况称呼"先生""小姐""同志""小朋友""×大妈""×阿姨"等。不可对老年人称呼老×等,更不能用"那个老头、这个老太太"或用床号来称呼照护对象。

(三)电话用语

接听电话应做到有称呼,如"请您找×××听电话。"接电话应自报姓名,如"您好,我是×××,请讲。"

五、与照护对象交流中禁用的语言

(一)禁用粗话、脏话

讲粗话、脏话是令人厌恶的,是对照护对象的不礼貌、不尊重,是没有教养的表现。

(二)禁止出言不逊,恶语伤人

出言不逊,恶语伤人,常表现在斥责照护对象,如照护对象躁动不安就斥责说:"老实点,找死呢!"照护对象不吃饭,就说"不吃,饿死算了!"这样会使照护对象与照护师产生对立。

(三)禁止使用质问式语言

质问式语言会使对方产生一种被审问的感觉,从感情上难以接受,而令照护对象不快。其实,在大多数情况下,都可用商量的口吻解决问题,而沟通的效果更好。

(四)禁止使用命令式语言

命令式语言会使照护对象感到被驱使,甚至会使照护对象产生不平等的感觉,进而发展成不合作。

(五)禁用土语、习惯语、暗语和所谓的行话

因为这些语言往往带有地方性、行业性,并非所有人都能听懂。如,我国安

徽合肥人把"洗"读成"死"音,而上海人把"洗"读成"打"音,如果把洗脸说成"死脸"或说成"打脸",会闹出很多笑话,会使照护对象有无所适从的感觉,从而产生焦虑的心理,甚至会造成误会和不必要的麻烦。

(六)禁止刨根问底

在与照护对象交流过程中,对方不愿回答某问题,可能会有难言之隐,如再追问,则会使对方反感,被认为不友好,不尊重别人,甚至会被理解为不怀好意、别有用心等。

(七)禁止与照护对象交谈涉及死亡的话题

特别要注意的是在与照护对象交谈时不要涉及某人、某病不可治了,很快就不行了等话题,否则会使照护对象感到不舒服、不吉利。

(八)语言交流中应把握的几个关键点

1. 照护对象急躁时,照护师要语言和气,尽快办理。

2. 照护对象发火时,照护师要好言相劝,解决问题。

3. 照护对象误解时,照护师要耐心解释,委曲求全。

4. 照护对象口出脏话时,照护师要骂不还口,化解矛盾。

5. 照护对象动手时,照护师要努力克制不还手,报告家属来处理。

六、老年照护师的非语言行为及规范

我们所说的非语言又称体态语言、态势语言。非语言行为是人们在交流中,通过自己的仪表、姿态、神情、动作等来表达思想感情、传递信息的工具。非语言行为的类别及规范表现在以下几方面。

(一)学会倾听

要善于听人讲话,要注意照护对象的面部表情、身体姿势及动作,尽量理解他想表达的内在含义。在倾听过程中,要全神贯注、集中精力、注意听讲。"眼睛是心灵的窗户",谈话时,要保持眼神的接触。双方保持的距离(约 1 米)应以能看清对方的表情,说话不费力,能听得清楚为度。距离也可随说话内容而调整,以自然为要。双方位置平持,稍向照护对象倾斜,切勿使照护对象处于仰视位。要使用能表达信息的举动,如点头、微笑等。用心倾听,不仅表达了对照护对象的关心,还表达了对话题的兴趣,以鼓励照护对象继续说下去。

(二)面部表情

人的面部表情达意作用十分明显:嘴巴半张,表示神情专注或被感染;嘴巴大张,表示惊讶、感叹;嘴巴下撇,表示轻蔑、否定;眼眉上挑,表示兴奋;紧锁眉头表示忧愁和苦闷;鼻子上挑,表示情绪高昂,歪斜则表示否定;吸气表示诧异,呼气表示心境的舒缓、认可。脸、口、眉、鼻的联合行动,可表达丰富的思想和生动的表情。"喜怒形于色"就是这个道理。总之,面部表情常清楚地表明人的情绪,在某种程度上反映内心的隐衷。老年照护师的微笑是美的象征,是爱心的体现。老年照护师带着亲切、真诚的微笑为照护对象服务,对照护对象的精神安慰可能胜过良药。

(三)保持沉默

沟通中利用语言技巧固然重要,但并不是唯一的可以帮助语言沟通的方法。不要认为所有时间都应该说话。当照护对象受到情绪打击或正在哭泣时,照护师可和对方说:"如果您不想说话,您可以不必说,我坐在这里陪您一会儿,好吗?"这时可以用沉默的态度表示关心会很有用。它可以表达照护师对照护对象的同情和关心,起到此时无声胜有声的作用。

(四)专业性皮肤接触

美国皮肤接触科研中心的专家对人体的皮肤接触进行研究,揭示按摩和触摸刺激,可以增强免疫系统功能,有益于健康。皮肤接触与心理状态有着密切的关系,皮肤接触可作用于精神、神经系统,例如,为照护对象按摩、翻身、擦身等,不仅可使照护对象感到舒适、放松,还能促进血液循环、预防褥疮等。在照护视觉或听觉方面有障碍的照护对象时,触摸还可传递关怀之情。但触摸行为应明智地使用,接触不当也可产生消极的效果,老年照护师应审时度势地进行。

七、老年照护师应该具备的能力

1. **具备基本技能** 包括知识和养老技能。

2. **具备观察能力** 了解老年人在生理和心理方面的需求,了解每一位老年人的过去经历,照顾他们不能用整齐划一的形式,不能脱离实际和其自身的生活习惯。

3. **具备风险管理能力** 有评估老年人可能发生意外的预知能力,并能做出相应的预防措施。注意照护对象的细微变化,及时发现问题并能做出相应处理。

4. **具备组织协调能力** 具备良好的组织能力和协调能力。

八、老年照护师的仪表与举止

端庄稳重的仪容,和蔼可亲的态度,高雅大方、训练有素的举止,不仅构成一个人的外表美,而且在一定程度上反映其内心境界与情趣。相反,一个人不注重自己的仪表、举止,不但损害自己的形象,也会使别人对你缺乏信心,从而导致人际关系紧张。一个人的仪容、仪表涉及风度的雅俗,给人不同的印象,产生不同的效果。

(一)服饰与姿态

老年照护师的服装和妆饰要适度,要与自身的角色相适应,要自然、大方、健康、高雅,要使照护对象感到亲切、和蔼、可信。在着装方面,应力求清洁大方,穿着时要注意衣服各部位不要裸露太多,以免给照护对象不稳重之感。服装应与自己的年龄相适应,以得体为宜,不要过于花哨。得体的服饰可以给照护对象以舒适之感。

姿态是行为举止的一个重要方面,包括站姿、坐姿和走姿,站姿要挺拔;坐姿要端正,两腿并拢;走路要轻盈。姿态可反映一个人的文化修养,老年照护师在日常的工作中应保持一个良好的姿态。

(二)行为举止的修养

行为举止是一个人修养的体现,行为举止虽是无声的,但它同样能传达信息,对照护对象产生影响。如在工作时间内不要当着照护对象的面剪指甲、挖鼻子、挖耳朵,用小指甲剔牙、挠头等,不要提拉裤子或裙子、隔着衣服抓痒、用手擤擦鼻涕、用舌舔手指来翻纸页等。坐、立、行走都要以轻稳为宜,不要赤足穿拖鞋,赤足穿拖鞋既不雅观,也常会因站立不稳而发生意外。

在工作中要微笑上岗,给照护对象一种满面春风的感觉。说话要和颜悦色,遇到自己心中有不愉快的事时,也应将其埋藏在心底,喜怒不形于色。如遇到可笑之事,也要掩嘴而笑,防止笑而忘形。工作时,如因身体不适而偶尔咳嗽、打喷嚏、打哈欠、流涕、打嗝,应用手或面巾纸掩住口鼻,转向旁边,应向照护对象说"对不起",以示歉意。另外,还应注意的是不要过多地注视和抚摸照护对象漂亮的服饰等。

还要注意的一个问题是个人卫生。老年照护师工作是一件非常辛苦的工作,几乎没有太多的时间打扮自己。个人卫生一定要搞好,要定时洗澡、洗头、剪指甲,及时更换衣服、鞋袜。当一名老年照护师照护两名照护对象时,在照护完一名照护对象后再照护另一名照护对象时,应及时洗手,防止交叉感染。

(三)老年照护师不应有的行为

1. 不擅自给照护对象服药。帮助照护对象服药是指帮助照护对象拿药、拿水,要让其自己服药。如果经过训练,老年照护师懂得药物的作用、不良反应,经照护对象同意,可以让照护师帮助服药。

2. 不将任何管子或物品(体温计除外)塞入照护对象的身体内。老年照护师可以将体温计放入照护对象口中或肛门中测量体温,但不能擅自给照护对象插入导尿管、胃管。

3. 不接触照护对象的深部伤口,不做需要无菌技术的操作。

4. 不将照护对象的情况随便告诉不相干的人,保护照护对象的隐私。

9

（四）与老人交往应遵循的原则

1. **尊重的原则**　尊重老人是一种美德。在与老年人相处中,要做到互谦互让、互尊互敬、友好相待,保持和谐的人际关系。在尊重老年人的同时,我们也会有更加成熟的健康人格。自尊是人的一种需求。人们需要来自他人的尊重,包括接受、承认、关心、赏识等,同时也应自我尊重、自尊自爱。

2. **道德的原则**　礼仪是受道德制约、支配的,礼仪是道德的一种外在表现形式。具备良好的道德素质,才会使一个人自然地展示出优雅、得体的举止及文明的谈吐。

3. **宽容的原则**　在与老年人的交往中,要学会多容忍、体谅,严于律己、宽以待人,不应求全责备、斤斤计较、过分苛求、咄咄逼人。

4. **自律的原则**　在面对老人时,需要重视并加强自我要求、自我约束、自我控制、自我检点、自我对照和自我反思。

5. **平等的原则**　平等待人是建立良好的人际关系的必要条件,不论职务高低、不论家境贫富,对待不同的老年人,都应一视同仁,平等交往。

6. **遵从风俗的原则**　应尊重老年人的文化、习惯等,不可妄自尊大。在人际交往中,因国情、区域、民俗、习惯、文化背景等存在很大差异,应忌"以我为主"的思想。

7. **适度的原则**　与老年人交往需要注意技巧,合乎规范、把握分寸和适度得体。

思考题

1. 老年照护师应具备哪些品德素质?
2. 老年照护师应具备什么专业素质?
3. 老年照护师语言的要求是什么?
4. 老年照护师与照护对象如何进行有效的沟通?
5. 老年照护师的仪表举止应注意什么?
6. 与老人交往应遵循的原则是什么?

第三节　法律法规

法律与法规约束每个公民的道德规范,也保护着每个公民的权利与利益。老年照护师应认真学习有关的法律与法规。本章将对宪法常识、公民的基本权利与义务、劳动法常识、老年照护师应遵守的法律法规分别进行叙述。

一、宪法常识

宪法是国家的根本大法,是规定国家制度、国家性质、社会制度和政权组织原则的法律,是其他法律的立法依据。学习宪法、遵守宪法、维护宪法,是每一个公民应尽的职责和义务。我国宪法规定了公民的基本权利和义务,其主要内容如下。

(一)公民的基本权利

主要政治权利:宗教信仰权,人身自由权,社会经济权,文化教育权及批评、建议、申诉、控告、检举和取得赔偿的权利。保护华侨、归侨和侨眷的权利。宪法同时还规定了国家对婚姻、家庭、老人、妇女和儿童的保护。

(二)公民的应尽义务

包括遵纪守法,依法纳税,依法服兵役和参加民兵组织,维护国家的统一和各民族的团结,维护国家的安全、荣誉和利益。

(三)我国宪法的特点

1. 基本权利的普遍性和真实性。

2. 权利和义务的紧密结合,只有履行宪法和法律所规定的义务才能享有相应的权利。

3. 法律的平等性,任何公民在法律面前一律平等,不允许有任何特权人物或特权阶层的存在。

二、老年人权益保障法常识

《中华人民共和国老年人权益保障法》是由第八届全国人民代表大会常务委员会第二十一次会议审议通过并于 1996 年 10 月 1 日起正式施行的。它的目的是保障老年人的合法权益,发展老年事业,弘扬中华民族敬老、养老的美德。

该法中的老年人是指 60 周岁以上的老人,规定了老年人应得到赡养和扶养及老年人的人身权、婚姻自由权、财产权、继承权、居住权,国家和社会的养老福利制度,养老金制度,老年人的医疗保险制度,老年人参与社会发展的权利,以及对老年人合法权益侵犯的追究。

为了保护老年人的合法权益,保障他们的晚年生活,《中华人民共和国婚姻法》规定子女对父母有赡养扶助的义务。对于有虐待、遗弃、打骂、残害老人的行为,情节严重构成犯罪的,要依法追究刑事责任。

三、劳动法常识

《中华人民共和国劳动法》是由第八届全国人民代表大会常务委员会第八

次会议于 1994 年 7 月 5 日通过并于 1995 年 1 月 1 日起正式施行的。其宗旨是保护劳动者的合法权益,调整劳动关系,建立和维护适应社会主义市场经济的劳动制度。

它明确了劳动者的权利和义务,劳动者应享有平等就业、选择就业、合法取得劳动报酬、休息休假、获得劳动安全卫生保护、职业技能培训、享有社会保险和福利、提请劳动争议处理和参加工会等的权利。同时,劳动者必须履行完成的劳动任务,提高职业技能,执行劳动安全卫生规程,遵守劳动纪律和职业道德等的义务。

劳动法的核心是订立正确的劳动合同。所谓劳动合同是劳动者与用人单位确立劳动关系、明确双方权利和义务的协议。订立和变更劳动合同,应当遵循平等自愿、协商一致的原则,不得违反法律、行政法规的规定。劳动合同依法订立即具有法律约束力,当事人必须履行劳动合同规定的义务。劳动合同应当以书面形式订立,并具备以下条款:劳动合同期限,工作内容。劳动保护和劳动条件,劳动报酬,劳动纪律,劳动合同终止的条件,违反劳动合同应负的责任。劳动合同除前款规定的必备条款外,当事人可以协商约定其他内容。

四、老年照护师应遵守的法律、法规

为了保持良好的社会秩序,加强社会主义精神文明建设,进一步提高广大人民文明意识和全民的文明素质,当地政府或行政领导部门都制定了本地区的法规和制度。老年照护师应严格地遵守本地区、本单位的法规和规章制度。

(一)以法律、法规为准绳

老年照护师的工作会涉及其照护对象和家属的隐私权、劳动法、老年人权益保护法、未成年保护法、婚姻法、民法通则等法律法规。应熟悉这些法律法规,不要涉及敏感的问题,如病情、家庭财产、家务事等。

(二)保护自己的合法权益

《中华人民共和国劳动法》和《中华人民共和国合同法》对劳动者的合法权益有着明确的论述,老年照护师到有关的服务公司求职,必须要签订一份合同。在组成合同的过程中,老年照护师要根据劳动法和合同法,签订出一份内容详尽、责权分明的有时效性的合同。

(三)保证自己的合法身份

大部分老年照护师是从外地来的打工者,治安管理条例中要求外来人口必须有身份证、暂住证、就业证,还有妇女的计划生育证明等。老年照护师随时将这些证件齐备,以示自己的身份合法。

(四)明确身份和职责避免

老年照护师不是照护对象的家属,只有照顾照护对象的责任,没有照护对象的监护权,所以涉及病情变化、检查、治疗时,自己不要做主,应及时通知家属进行决策,避免出现难以预料的问题而相互之间发生纠纷。

(五)避免与照护对象发生纠纷

老年照护师应明确自己的职责。老年照护师的职责只是负责照护对象的生活照护,没有治疗的资格,如打针、输液等。如果认为自己能承担这些操作,就给照护对象去做,一旦发生意外,老年照护师应负法律责任;即使不发生意外,也可能引起照护对象及家属的不满而发生纠纷,所以老年照护师应明确自己的职责,不要做自己职责以外的工作。

思考题

1. 老年照护师应遵守哪些法律、法规?
2. 老年照护师应注意哪些与法律相关的问题?

第四节　工 作 内 容

一、照护的对象

老年照护师的照护对象是医院、居家和养老机构、社区养老的卧床或非卧床的老人,他们因年龄大或疾病使其生活不能自理或生活自理发生困难,而老年照护师的工作就是要帮助他们完成身边的一切生活照料和基本照护,使老人或照护对象起居舒适,精神愉快,有安全感。

二、工作的内容

1. 一般家政服务　包括洗衣、做饭、居室卫生等。

2. 一般生活照料　对于有一定的生活自理能力、身边无家人照顾的老人,主要照顾老人的日常饮食起居,老人的个人卫生、进餐、排泄、活动等。

3. 患病老人照护　对于患有慢性病或疾病恢复期的老人,在负责其生活照料的基础上,以疾病照护为工作重点,包括病情的观察、服药、生命体征的检测、康复照护、康复训练等。

三、如何做好工作

1. 签订劳务合同,避免劳务纠纷。为每位照护者服务前,老年照护师要与自己所在单位及老人或监护人签订劳务合同。老年照护师与照护对象是服务与被服务的关系,服务内容通过服务合同(协议)予以确定。双方要共同遵守合同(协议)条款,这是保证照护工作顺利开展、保障双方权益的基础。

2. 应严谨求实,忠于职守,踏踏实实做好本职工作,不能未经照护对象同意,无故离开工作岗位。

3. 要注意加强学习,掌握基本的医学知识和照护技能,为照护对象提供高质量的服务。

4. 要学会与照护对象及其家属沟通,尊重照护对象的个人意愿,了解他们的日常生活习惯,尊重他们选择适宜自己的照顾方法,不能使照护对象产生被强制和支配的感觉,协助他们建立健康的生活方式。

5. 要关心、理解照护对象,视他们为亲人,体察他们的伤痛。要细心观察他们的情绪变化、进食、排泄物、视力变化、体温等情况,学会简单的处理。要尽职尽责,预见他们的需要,满足他们的身心需求,热情周到地为他们服务。

6. 要保守秘密,尊重照护对象的人格。由于工作性质,老年照护师不可避免地会获知照护对象家庭或个人的某些隐私,对私人的问题应尽量做到充耳不闻。保守秘密和保护个人隐私是老年照护师必须遵守的义务。

7. 必须尊重照护对象的生活习惯,未经同意,不可随便带他人,包括自己的亲戚或朋友到照护对象家中来访、吃、住。

8. 不能随便和照护对象发生借贷关系,如果照护对象不能自行购物,由老年照护师代为购物后,每次购物的金额及物品要当面点清,做到钱、物两清。

9. 要严于律己、宽以待人,要经得起"挑剔",善解"误会"。

如果努力做到以上九点,就一定能成为合格的老年照护师。

思考题

1. 老年照护师的工作内容有哪些?
2. 老年照护师应具备的五种能力是什么?

第**2**章

Chapter 2

老年人身体的监测

生命体征是辅助医师和老年照护师了解老人健康状况的手段。所谓生命体征就是"生命征兆",通常所指的生命体征是意识状态、体温、呼吸、脉搏、血压,这些生命体征可以通过简单测量获得。另外,生命体征的监测还包括精神状态、排泄、饮食等。意识状态是生命体征中需要首先观察的重点项目,同时还需要综合生命体征的其他指标来一起进行评估。检查生命体征,对于识别老年人所患疾病和疾病的严重程度非常重要,老年照护师应熟练掌握测量生命体征的方法。普通生命体征包括体温、脉搏、呼吸、血压,被称为四大生命体征,除此之外,疼痛也被称为是第五大生命体征。

第一节 体 温

一、正常体温

正常人的口腔温度在 37.0℃左右(36.3～37.2℃),直肠温度略高于口腔温度(约高 0.3℃),腋下温度略低于口腔温度(约低 0.3℃)。

人体体温受环境温度、昼夜时间、性别、年龄、运动等因素的影响,可在正常范围内有一定波动。一般清晨 2—6 时最低,下午 2—8 时最高,但波动范围不超过 1℃。运动后体温可略高,老年人体温可略低。

二、异常体温

1. **体温升高** 37.4～38℃为低热,38～39℃为中度发热,39～41℃为高热,41℃以上为超高热。体温升高多见于肺结核、细菌性痢疾、支气管肺炎、脑炎、疟疾等各种感染性疾病,以及甲状腺功能亢进、中暑等。

2. **体温低于正常** 见于休克、大出血、慢性消耗性疾病、年老体弱、甲状腺功能低下、重度营养不良、在低温环境中暴露过久等。

三、体温测量

1. 体温计的消毒与准备　将体温计放于 75％乙醇中浸泡消毒 30 分钟,用清水冲净后擦干备用。家庭个人单独使用的体温计,每次使用后用冷水清洗干净后晾干或擦干备用即可。测量前检查体温计有无破损,用手腕力量将汞柱甩到 35.0℃以下。

2. 体温测量部位　由于外界环境的影响,人体内部温度要略高于人体体表温度。测量体温的常用部位是口腔、腋下和直肠(通常说的肛门测量),一般腋下温度略偏低,直肠温度接近于人体内部温度。一般情况下采用口腔测量或腋下测量。

3. 体温测量方法

(1)口腔测温法:将口表的汞端斜放于舌下,即舌系带两侧,闭口用鼻呼吸,勿咬牙。

(2)腋下测温法(图 2-1):先擦干局部汗液,将体温表汞端放于腋窝深处并紧贴皮肤,屈臂过胸夹紧体温表。

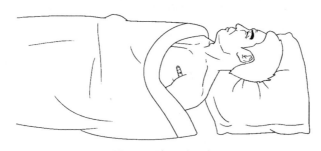

图 2-1　腋下测温法

(3)直肠测温法:侧卧或俯卧,将肛表汞端涂凡士林或肥皂液,使之润滑,轻轻插入肛门内 3~4cm。

口腔、直肠温度测量时间为 3 分钟,腋下测量时间为 10 分钟。

四、体温测量注意事项

1. 测量前一定要检查体温计(图 2-2),查看汞柱是否在 35.0℃以下,否则测出的体温仍可能是上一次测量的体温值。

2. 鼻塞、呼吸困难、精神异常者不宜进行口腔测量体温。

3. 进食、饮水、面部热敷或冷敷者须在停止 30 分钟后再测量口腔温度。

进食热的食物、饮热水、面部热敷时测量口腔温度会使测得的温度比实际体温高,反之,进食冷的食物、喝冷饮、面部冷敷时测量口腔温度可使测得的体温比实际体温低。

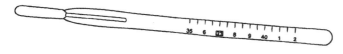

图 2-2　体温计

4. 腋下测量时要夹紧体温表,旁边有冰袋或热水袋时应撤去 30 分钟后再测量。

5. 腹泻、肛周有伤口时不宜测量肛温,同样,旁边有冰袋或热水袋者应撤去 30 分钟后再测量,坐浴后过 30 分钟再测量。

6. 体温表切忌用热水浸泡,否则体温表会爆裂损坏。

7. 测量口腔温度时,发生咬断体温表时的处理:首先将口中碎玻璃吐出,并用清水漱口,如已吞下玻璃碴,进食一些含纤维素多的蔬菜,如韭菜、芹菜等,使玻璃被蔬菜纤维包住,随大便排出,同时服牛奶 1 杯或 1 个生鸡蛋清,使汞与牛奶或蛋清结合后排出体外。吞下的汞不会引起汞中毒,因为金属汞不溶解于胃肠液,其比重又大,到胃内后容易经过肠道而随粪便排出。如出现腹痛,应及时去医院就医。

思考题

1. 正常的体温是多少?
2. 体温测量的注意事项有哪些?
3. 试述测量口腔温度时,不慎咬断体温表的处理方法。

第二节　脉　　搏

一、正常脉搏

成年人的脉率正常值为每分钟 60～100 次,平均每分钟 72 次,老年人的脉率较慢。脉搏白天较快,夜间睡眠时较慢,活动后或情绪激动时增快。

二、异常脉搏

(一)脉率异常

1. 脉率增快　成年人脉率每分钟＞100 次。见于发热、贫血、大量失血、甲状腺功能亢进、心肌炎等疾病。

2. 脉率减慢　成年人脉率每分钟在 60 次以下。见于伤寒、颅内压增高、心脏房室传导阻滞等疾病。一些运动员在安静时心率每分钟＜60 次，无任何不适症状，属于正常，这是由于长期锻炼使心脏的储备功能增加所致。

(二)脉搏节律异常

1. 期前收缩(早搏)　在一系列正常均匀的脉搏中出现一次提前而较弱的脉搏称早搏。常见于各种心脏病。正常人在过度疲劳、精神兴奋等情况下也偶尔会出现。

2. 脉搏短绌　指单位时间内脉率少于心率,见于心房颤动者,由于照护对象心律绝对不规则,造成有时心脏搏动时血液搏出量很少,以致在心脏搏动时不能测到相应的脉搏,从而造成脉搏短绌现象。心房颤动者的脉搏强弱、快慢绝对不规则。

(三)脉搏强弱异常

1. 洪脉　脉搏强大有力。见于高热、甲状腺功能亢进、心脏瓣膜病变等。

2. 丝脉　脉搏细弱无力,扪之如细丝。见于大出血、休克及心脏疾病等。

三、脉搏测量

1. 脉搏测量部位　最常用的测量部位是桡动脉,其次为颞动脉、颈动脉、肱动脉、腘动脉、足背动脉、股动脉等,如图 2-3 所示。

2. 测量方法　测量者用示指、中指和环指(无名指)的指端放在相应动脉的体表,调整施加的压力,以能清楚地触及脉搏为宜,测量 30 秒,将所测脉搏数值乘以 2,即为 1 分钟脉搏值。

四、脉搏测量注意事项

脉搏测量时注意保持安静,心理放松,如剧烈运动后应休息 20 分钟再测量。测量时不可用拇指诊脉,因拇指小动脉搏动较强,易于和测量者的脉搏相混淆。如为偏瘫者测脉搏,则应选择健侧肢体测量。

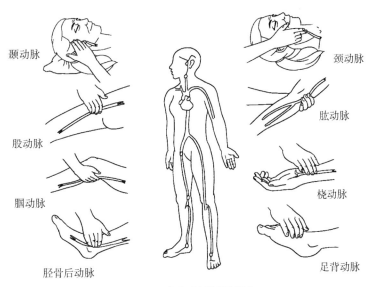

颞动脉

颈动脉

肱动脉

股动脉

腘动脉

桡动脉

胫骨后动脉

足背动脉

图 2-3　常用脉搏测量部位

思考题

1. 正常脉搏的数值是什么?
2. 脉搏的测量部位有哪些?
3. 脉搏测量的注意事项有哪些?

第三节　呼　　吸

一、正常呼吸

呼吸是人体吸入氧气,排出二氧化碳的过程,是人体与外界环境之间的气体交换。呼吸运动是靠膈肌和肋间肌的收缩和松弛来完成的。

胸式呼吸以肋间肌的运动为主,呼吸时以胸廓的起伏为主要表现。

腹式呼吸以膈肌运动为主,呼吸时以胸廓下部及上腹部的起伏为主要表现。

正常人胸式呼吸和腹式呼吸均不同程度地同时存在,男性和儿童的呼吸以腹式呼吸为主,女性的呼吸则以胸式呼吸为主。

某些疾病可使呼吸运动发生改变,胸膜炎、肋间神经痛、肋骨骨折、肺炎等可使胸式呼吸减弱而腹式呼吸增强;腹膜炎、大量腹水、腹腔巨大肿瘤等可使腹式呼吸减弱而胸式呼吸增强。

正常成年人呼吸每分钟 16～20 次,安静时呼吸运动平稳、节律均匀。呼吸频率和深浅度可随年龄、性别、活动、情绪等因素而改变,小儿较快,老年人稍慢,活动和情绪激动时增快,休息和睡眠时呼吸较慢。呼吸节律在一定程度上可受意识支配。

老年人进行腹式呼吸的锻炼,可增强呼吸功能。

二、异常呼吸

(一)呼吸频率异常

1. 呼吸增快　指呼吸频率＞24 次/分。常见于发热、疼痛、肺和胸廓疾病、心力衰竭、贫血等疾病。一般体温每增高 1℃,呼吸约增加 4 次/分。

2. 呼吸缓慢　指呼吸频率＜12 次/分。常见于催眠药中毒、颅脑疾病、临终状态等。

(二)呼吸节律异常

1. 潮式呼吸　是一种由浅慢逐渐变为深快,然后再由深快转变为浅慢,随之出现一段呼吸暂停后又开始如上变化的周期性呼吸。潮式呼吸的周期为 30 秒至 2 分钟,暂停期可持续 5～30 秒。

2. 间断呼吸　表现为有规律呼吸几次后,突然停止一段时间,又开始呼吸,即呼吸与呼吸暂停现象交替出现。

此两种周期性呼吸节律变化是由于呼吸中枢兴奋性降低,呼吸调节系统失常所致,常见于疾病的严重阶段和临终者。

有些老年人深睡时亦可出现潮式呼吸,此为脑动脉硬化、中枢神经供血不足的表现。

(三)呼吸深浅度异常

1. 深度呼吸　是一种深长而规则的呼吸。常见于尿毒症、糖尿病等引起的代谢性酸中毒者。剧烈运动、情绪激动或过度紧张时,亦可出现呼吸深快。

2. 浮浅性呼吸　是一种浅快而规则的呼吸。见于腹水、肥胖及肺炎、胸腔积液、气胸等肺和胸廓疾病患者。

(四)呼吸困难

呼吸困难是指呼吸频率、节律和深浅度异常,伴缺氧的表现。照护对象自觉空气不足,感胸闷、呼吸费力、不能平卧,出现烦躁、口唇和指端发绀、鼻翼扇动等体征。常见于心肺疾病者。

如果照护对象吸气费力,吸气时间明显长于呼气,并在吸气时出现胸骨上窝、锁骨上窝和肋间隙或胸骨下段凹陷,则为吸气性呼吸困难。常见于气管、喉头异物或喉头水肿等患者。

呼气性呼吸困难,则表现为呼气费力,呼气时间显著长于吸气,常见于哮喘患者。

三、呼吸测量

观察呼吸主要是看胸廓的起伏,胸廓起伏一次即为一次呼吸,测量 1 分钟。同时注意呼吸的节律是否均匀、呼吸深度是否一致,口唇、指端有无发绀,有无鼻翼扇动、张口呼吸等。

临终照护对象的呼吸运动极为微弱,甚至不易见到胸廓的起伏,这时可用棉絮、薄纸片等放在照护对象的鼻孔前,通过观察棉絮或薄纸片等活动情况来观察呼吸。

四、呼吸测量注意事项

观察呼吸时不要让受测者察觉你在观察他的呼吸,因为呼吸受意识控制,一旦注意到自身的呼吸,呼吸就不是自然状态下的呼吸。呼吸测量的同时要注意缺氧情况。

思考题

1. 呼吸的正常值是多少?
2. 叙述测量呼吸的方法。
3. 呼吸测量的注意事项有哪些?

第四节　血　　压

一、正常血压

血压是指血液在血管内流动时对血管壁的侧压力。如无特别说明,一般指的血压为上臂肱动脉血压。心脏收缩时,血液射向主动脉,此时动脉管壁所受的压力称为收缩压;心脏舒张时,动脉管壁弹性回缩,此时动脉管壁所受的压力称为舒张压;收缩压与舒张压之差称为脉压。

正常成年人在安静时,收缩压为 90～140mmHg,舒张压为60～90mmHg,脉压为 30～40mmHg。

血压随年龄增长而增高,小儿的血压比成年人低,新生儿最低,中年以前女性血压较男性略低,中年以后差别较小;昼夜周期中,傍晚的血压略高于清晨;

寒冷环境中血压可上升,高温环境中血压可略下降;紧张、恐惧、兴奋、疼痛、过度劳累、睡眠不佳时血压可升高;吸烟、饮酒也可影响血压。另外,两上肢的血压可略有差别(相差5～10mmHg)。

二、异常血压

1. 高血压 指血压≥140/90mmHg,人群高血压患病率较高,特别是老年人。长期的高血压可加速心血管系统的老化,高血压是脑卒中、冠状动脉粥样硬化性心脏病(冠心病)的危险因素。

2. 低血压 是指血压≤90/60mmHg,见于心肌梗死、心力衰竭、严重脱水、休克、低钠血症等患者。

老年人由于大动脉弹性降低,以收缩压增高为主的高血压类型多见。

三、血压测量

(一)血压计种类

常用的血压计有汞柱式血压计(图 2-4)、表式血压计(图 2-5)、电子血压计(图 2-6)。

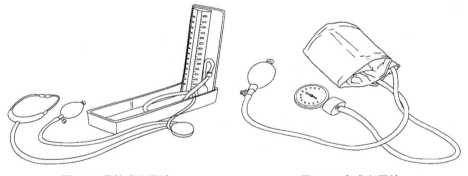

图 2-4　汞柱式血压计　　　　　图 2-5　表式血压计

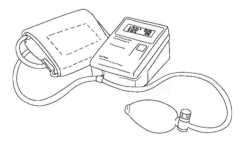

图 2-6　电子血压计

汞柱式血压计由输气球、调节空气压力的阀门、袖带及汞柱式测压计组成，其中汞柱式测压计内有一根有刻度的玻璃管，玻璃管上端与大气相通，下端与汞槽相通，汞槽内装有汞，汞槽的另一端与袖带相连。

表式血压计由输气球、调节空气压力的阀门及表式测压计组成。测量方法同汞柱式血压计，只是其汞柱刻度以指针指的刻度所代替。

电子血压计袖带内有一换能器，可自动采样，微型计算机（微电脑）控制数字运算、自动放气程序、自动显示血压读数，测量较为方便。

(二)血压测量方法

用汞柱式血压计测量血压的步骤如下。

1. 放平血压计，将袖带内气体排尽，平整地在肘窝上 2～3cm 处缠于上臂，袖带气袋中部对着肘窝正中，袖带尾部塞入里圈内，袖带松紧以能放入一指为宜。

2. 检查者戴好听诊器，先在肘窝触及肱动脉搏动，再将胸件置于肱动脉处并稍加固定。

3. 关闭充气阀门，用输气球充气至肱动脉搏动消失后再充气使汞柱再升高 20～30mmHg。

4. 打开充气阀门，缓慢放气使汞柱缓慢下降，双眼平视汞柱所指的刻度。

5. 在汞柱缓慢下降时，听到第一声搏动时汞柱所指的刻度即为收缩压，随后搏动音逐渐加强，搏动音突然变弱或消失时汞柱所指的刻度即为舒张压。

6. 记录血压读数，以分数表示（即收缩压/舒张压 mmHg），如 110/70mmHg。

如果没有听清，应放气使汞柱下降到"0"位，再重新测量。测量完毕应关闭汞柱开关，以防汞外溢，同时放好充气球，防止在关血压计时，充气阀门与玻璃柱相碰而折断玻璃柱。

表式血压计测量方法同上，只是表式刻度代替汞柱式刻度。

电子血压计测量，先打开电源开关，接上充气插头；把袖带内的换能器"◎"放于肱动脉搏动处，扣好袖带；按键充气后发出蜂鸣音，显示屏显示血压读数。

四、血压测量注意事项

1. 测量前先检查血压计有无破损，打开汞柱式血压计的汞柱开关，平放血压计，检查汞柱平面是否在"0"位(图 2-7)。

2. 测量血压时应环境安静，避免干扰；被测者放松心身，避免紧张；对有偏瘫者，应测健侧血压；对于持续血压监测者，最好固定一侧肢体测量，同时定时间、定体位、定血压计，以便于比较。

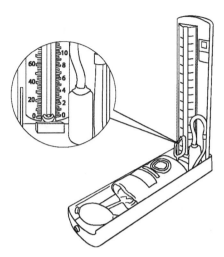

图 2-7　检查汞柱平面是否在"0"位

3. 听诊器胸件不应塞入袖带内;袖带的松紧度合适,避免过紧或过松,绑得过紧可使测得的血压值偏低,绑得过松可使测得的血压值偏高。

4. 一般测量前在安静环境下休息 5～10 分钟,剧烈活动或情绪异常紧张者,休息 15～30 分钟;取坐位或卧位,使测量的上臂肘部与心脏处于同一水平,即坐位时平第 4 肋软骨,仰卧位时平腋中线。

思考题

1. 正常的血压值是多少?
2. 叙述血压的测量方法。
3. 血压测量的注意事项有哪些?

第五节　身体状况的观察与评估

在照护工作中,老年照护师要善于通过对照护对象的五官气色、肢体活动、饮食、排泄、睡眠、体重、皮肤颜色、语言对答等,对其身体状况进行观察与评估。

一、头颈部

(一)面色、表情

健康人面色润泽且有光泽。不同器官的疾病会引起面色的改变,要观察照护对象的面色是苍白、黄染,还是潮红。有无痛苦不安的表情、神志是否清醒、精神状态如何。

(二)头

是否有疼痛感觉(压痛、触痛、刺痛、灼热感),疼痛的部位(头顶部、前额、颞侧)、性质(间歇性、持续性、顽固性)、次数和持续的时间。头痛时是否伴随有其他不适感觉和症状,如呕吐、眩晕。

(三)眼

视力会影响照护对象确认物体运动的方向、形态大小及把握空间的能力,如果视力减弱,会导致步履蹒跚、动作迟缓、跌倒和外伤的危险性增大。当发现照护对象手扶或手抓物体的行为动作明显增多、看书及电视时间减少,天黑后不敢活动等,说明视力出现问题。还要观察照护对象眼结膜有无充血,眼角分泌物多少,眼睑有无水肿,巩膜是否黄染。

(四)耳

听力会影响人与人交往,严重的听力障碍还会导致危险事故的发生。照护对象的听力下降会表现出看电视、听音响时将声音调得过大,与人交谈过程中经常答非所问或是常默不作声,从背后叫他时常常没有反应。除观察听力外,还要观察有无耳痛、分泌物及耳鸣。

(五)鼻

有无鼻涕、鼻塞、打喷嚏和嗅觉下降。

(六)口腔

唇色有无异常、干燥,有无口角糜烂、口腔溃疡、口臭,牙龈有无红肿和牙齿疼痛,舌苔颜色、舌活动是否灵活和有无偏斜。

(七)喉

有无疼痛,有无声嘶,有无咳嗽、咳痰,吞咽是否顺畅。

二、食欲

食欲有无突然增加或减少,进食时有无恶心、呕吐、腹胀、疼痛。胃痛是餐前痛还是餐后痛及疼痛的性质。

三、排泄

(一)尿液

正常人 24 小时尿量在 1000~2000ml。大量饮水,特别是饮用高浓度的饮料时尿量会增加。出汗、运动后尿量会减少。24 小时尿液>2500ml 称为多尿,<400ml 为少尿,<100ml 时为无尿。

正常情况下尿液清澈、透明,呈浅黄色。进食含有大量色素的食物或服用含色素的药物后,尿液颜色可发生改变,停用后可恢复正常。当尿液呈红色的血尿、茶色、黄褐色、乳白色浑浊尿等情况时,均表示有异常。

(二)粪便

正常粪便为成形软便,棕黄色,每天1～2次。颜色的改变与食物的性质和药物有关。如吃大量叶绿素丰富的蔬菜,粪便呈深绿色;进食动物血、肝或服用含铁药物,粪便呈暗黑色。排便出现灰白陶土色、柏油样便、稀水样便、粪便中有大量黏液或有红色血液覆盖在粪便表面时均为异常。如果排便形状呈扁平状,也应引起注意。

(三)其他

观察排大小便的次数、量、色、味、形状,排便时有无痛苦表情,是否通畅。

四、皮肤

皮肤色泽、弹性、温度,有无湿疹、水肿、出血,有无多汗、湿凉,对疼痛的感觉,长期卧床者还应观察受压部位有无褥疮发生。

五、指(趾)甲

(一)颜色及形态

正常指甲红润有光泽,凸圆形。贫血时指甲呈白色;肝病时呈灰白色;缺氧时呈淡蓝色;患有银屑病(牛皮癣)或关节炎时呈波纹状;患甲状腺疾病时指甲易劈裂;结缔组织疾病、甲沟炎患者的指甲呈水肿状;真菌感染时指甲呈黄色。以咬指甲方式缓解焦虑者,指甲呈啮齿状。老年人的指甲可因毛细血管硬化、供血不足而使指甲变薄、变脆。

(二)清洁

指甲是否太长,不清洁。

六、动作、体位

行走姿势是否正常,站立时有无身体倾斜,步行时的状态,弯腰时是否困难,动作是否迟缓,关节活动时有无疼痛及其程度和疼痛的部位。睡眠时喜欢保持哪种姿势,有无肢体或足部痉挛。

七、体重

体重在短时间内有无明显减轻或增加。体重过重容易导致一些其他疾病的发生,如糖尿病、高血压、高脂血症。

八、睡眠

睡眠可以使人恢复精力和体力,要观察照护对象睡眠时间的长短,有无入睡困难、易醒或经常做梦及梦醒。长期睡眠不好或失眠者,会情绪低落、精神倦怠、头晕、脚步不稳,容易发生跌倒和其他意外。

九、疼痛

疼痛的情况比较复杂,一是程度难以划分;二是每个人对疼痛的反应有很大的差异,所以观察较为困难。一般注意以下几点。

1. 疼痛的部位:是头痛、胸痛还是腹痛。

2. 疼痛的性质:是钝痛、绞痛、胀痛、压榨性痛还是刀割样痛;是急性阵发性痛、还是慢性持续性痛。

3. 疼痛时伴发的症状:如腹部疼痛,可能伴发恶心、呕吐、腹泻;胸部压榨性疼痛,可能伴发心搏加速、呼吸困难;青光眼患者头痛时可伴视力障碍;炎症疼痛时伴有局部红、肿、热。

4. 疼痛有没有诱发加重因素和缓解因素。如胃溃疡的疼痛,饥饿时加重,进食后可缓解;肌肉紧张性头痛,可因天气恶劣而加重。

5. 既往有没有类似的疼痛发作史。

6. 疼痛时有没有伴随血压、体温、脉搏、呼吸的改变。

十、精神状态

精神状态是身体健康程度的一种表现,心理活动也可从精神状态中显示出来。日常生活中,可以从以下几个方面观察照护对象的精神状态。

1. 有无焦虑、情绪低落、烦躁、抑郁等:焦虑状态表现为一种缺乏明显客观原因的内心不安或无根据的心理恐惧。通常会出现紧张、担忧、不安全感,或小动作增多、坐卧不安,或激动哭泣,常伴有口干、胸闷、心悸、出冷汗、双手震颤、厌食、便秘等现象。

2. 是否易怒:表现为容易动怒,一点小事可大发雷霆,觉得眼前的一切都不顺眼。

3. 有无情感失控、辨别方向的能力减退等痴呆症状。

十一、意识状态

(一)清醒状态

1. 大体上比较清醒,有时糊涂。

2. 定向力障碍。

3. 说不出自己的姓名及出生年、月、日。

(二)刺激后可以觉醒

1. 用一般的声音呼叫能睁开眼睛。

2. 通过大声呼叫或用力摇晃才能睁开眼睛。

3. 通过施加疼痛刺激或反复呼叫才勉强睁开眼睛。

(三)施加刺激也不觉醒

1. 进行疼痛刺激时,可有肢体挥动动作。

2. 疼痛刺激时,手足能动一动或面颊能抽动一下。

3. 对于疼痛刺激毫无反应。

十二、功能状态评估

功能状态主要是指老年人处理日常生活的能力,其完好与否影响着老年人的生活质量。老年照护师定期对老年人的功能状态进行客观评估,是老年照护的良好开端,对维持和促进老年人的独立生活能力、提高其生活质量,具有重要的指导作用。

(一)评估内容

老年人的功能状态受年龄、视力、躯体疾病、运动功能、情绪等因素的影响,评估时要结合其机体健康、心理健康及社会健康状态进行全面衡量和考虑。功能状态的评估包括日常生活能力、功能性日常生活能力、高级日常生活能力 3 个层次。

1. 日常生活能力 老年人最基本的自理能力,是老年人自我照顾、从事每天必需的日常生活的能力。如衣(穿脱衣、鞋、帽,修饰打扮)、食(进餐)、行(行走、变换体位、上下楼)、个人卫生(洗漱、沐浴、如厕、控制大小便),这一层次的功能受限,将影响老年人基本生活需要的满足。

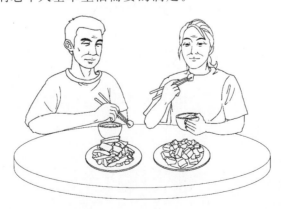

2. 功能性日常生活能力　老年人在家中或寓所内进行自我照护活动的能力,包括购物、家庭清洁和整理、使用电话、付账单、做饭、洗衣、旅游等,这一层次的功能提示老年人是否能独立生活并具备良好的日常生活功能。

3. 高级日常生活能力　反映老年人的智能能动性和社会角色功能,包括主动参加社交、娱乐、职业活动等。随着老年期生理变化或疾病的困扰,这种能力可能会逐渐丧失。例如,股骨颈骨折使一位经常参加各种社交和娱乐活动的老人失去了参与这些活动的能力,这将使这位老人的整体健康受到明显影响。高级日常生活能力的缺失,要比日常生活能力和功能性日常生活能力的缺失出现得早,一旦出现,就预示着更严重的功能下降。因此,一旦发现老年人有高级日常生活能力的下降,就需要进行进一步的功能性评估,包括日常生活能力和功能性日常生活能力的评估。

(二)评估工具

在医院、社区、康复中心等开展老年照护时,有多种标准化的评估量表可供使用(表 2-1)。使用较为广泛的工具包括 Katz ADL 量表和 Lawton IADL 量表。

表 2-1　评估日常生活能力常用的量表

量表	功能
Katz ADL 量表(Katz ADL scalc)	基本自理能力
Barthel 量表(Barthe index)	自理能力和行走能力
Kenny 自护量表(Kenny self-care scale)	自理能力和行走能力
IADL 量表(IADL scale)	烹饪、购物、家务等复杂活动
Lawton IADL 量表(Lawton IADL scale)	IADL 能力

1.Katz 日常生活功能指数评价表(表 2-2)　是 Katz 等设计制订的语义评定量表,可用于测量评价慢性疾病的严重程度及治疗效果,也可用于预测某些疾病的发展。

表 2-2　Katz 日常生活功能指数评价表

生活能力	项目	分值
进食	进食自理,无须帮助	2
	需帮助备餐,能自己进食	1
	进食或经静脉给营养时需要帮助	0
更衣(取衣、穿衣、扣扣、系带)	独立完成	2
	仅需要帮助系鞋带	1
	取衣、穿衣需要协助	0

续表

生活能力	项目	分值
沐浴(擦浴、盆浴或淋浴)	独立完成	2
	仅需要部分帮助(如背部)	1
	需要帮助(不能自行沐浴)	0
移动(起床、卧床,从椅子上站立或坐下)	自如(可以使用手杖等辅助器具)	2
	需要帮助	1
	不能起床	0
如厕(如厕大小便自如,便后能自洁及整理衣裤)	无须帮助或能借助辅助器具进出厕所	2
	需帮助进出厕所、便后清洁或整理衣裤	1
	不能自行进出厕所完成排泄过程	0
控制大小便	能完全控制	2
	偶尔大小便失控	1
	排尿、排便需别人帮助,需用导尿管或失禁	0

(1)量表的结构和内容:此量表分为6个方面,即进食、更衣、沐浴、移动、如厕和控制大小便,以决定各项功能完成的独立程度。

(2)评定方法:通过与被测者、照顾者交谈或被测者自填问卷,确定各项评分,计算总分值。

(3)结果解释:总分值为0～12分,分值越高,提示被测者的日常生活能力越高。

2.Lawton功能性日常生活能力量表(表2-3) 由美国的Lawton等设计制订,主要用于评定被测试者的功能性日常生活能力。

表2-3 Lawton功能性日常生活能力量表

生活能力	项目	分值
你能自己做饭吗	无须帮助	2
	需要一些帮助	1
	完全不能自己做饭	0
你能自己做家务或勤杂工作吗	无须帮助	2
	需要一些帮助	1
	完全不能自己做家务	0
你能自己服药吗	无须帮助(能准时服药,剂量准确)	2
	需要一些帮助[别人帮助备药,和(或)提醒服药]	1
	没有帮助完全不能自己服药	0

续表

生活能力	项目	分值
你能去超过步行距离的地方吗	无须帮助	2
	需要一些帮助	1
	除非做特别安排,否则完全不能旅行	0
你能去购物吗	无须帮助	2
	需要一些帮助	1
	完全不能自己出去购物	0
你能自己理财吗	无须帮助	2
	需要一些帮助	1
	完全不能自己理财	0
你能打电话吗	无须帮助	2
	需要一些帮助	1
	完全不能自己打电话	0

(1)量表的结构和内容:此量表分为 7 个方面。

(2)评定方法:通过与被测者、照顾者等知情人的交谈或被测者自填问卷,确定各项评分,计算总分值。

(3)结果解释:总分值为 0～14 分,分值越高,提示被测者功能性日常生活能力越高。

思考题

1. 老年照护师应对老年人的哪些情况进行观察与评估?

2. 正常人 24 小时的尿量是多少?什么是多尿、少尿、无尿?

第六节 异常情况的观察及应急处理

一、老年人常见异常情况观察与应急处理

(一)卒中先兆及应急处理

老人突然感到一侧面部或手足麻木、无力,动作不灵;突然说话不清楚或听不懂他人说话的意思;口角㖞斜、流口水、头晕或站不稳甚至晕倒;短暂的意识不清、嗜睡及无法解释的头痛等。上述这些都是卒中的先兆表现。

遇到上述情况,应立即让照护对象安静平卧且头偏向一侧(防止发生呕吐物呛入气管),保持镇静,嘱老人放松,不过多搬动老人,应尽快就近求医。

(二)心肌梗死先兆及应急处理

老人首次发作心绞痛或以往有心绞痛发作史而目前发作频繁、发作时间延长且程度加重;药物作用不如以往有效或发作时出冷汗;剧烈持续性心前区或心窝部疼痛,药物无缓解作用,且感胸闷、烦躁不安、全身出冷汗或大汗淋漓、面色苍白、四肢发凉、呼吸急促、心率不规则伴恐惧、恶心、呕吐等,极有可能发生了心肌梗死。

老年人出现胸前区不适伴乏力、胸闷、心悸等症状亦应注意心肌梗死的可能。

遇到上述情况应使老人平卧,放松心理,保持镇静,立即就医。注意勿让老人自行步行前往,应让老人处于安静、放松、休息状态下就医。

(三)心力衰竭的先兆及应急处理

原患有心脏病的老年人,若在体力活动如上楼、上坡时出现心慌、咳嗽、气急、脉搏增快而休息后不能很好改善;夜间睡眠突然憋醒,不能平卧;有时出现原因不明的下肢水肿伴呼吸困难或上腹部胀痛;出现胸闷、窒息感,疲乏无力且大汗淋漓;突然出现端坐呼吸并伴有口、鼻排出红色泡沫痰。出现这些情况,说明老人有不同程度的心力衰竭存在。

遇到上述情况,应让老人处于坐位或半坐位,双腿下垂,放松心理,立即送医院治疗。

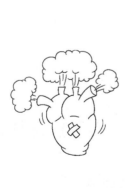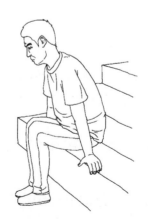

(四)低血糖及应急处理

老年人出现饥饿难忍、心慌不适、出冷汗,同时伴有疲惫无力、甚至晕倒等情况,特别是老年人在凌晨或在糖尿病治疗期间出现上述症状,应考虑出现了低血糖症。

出现上述症状,应立即进食水果糖或糖水、饼干等以缓解症状,然后去医院就医以确定相关原因,进而采取相应的治疗措施。

(五)跌倒及应急处理

跌倒是老年人常见的意外事件,可能造成老年人身体伤害,甚至颅脑损伤、骨折等。日常照护工作中应特别注意预防老年人跌倒。

遇老人跌倒,不急于扶老人起来,应先询问老人情况,注意跌倒时的着力点,检查老人意识、肢体活动情况,如怀疑有骨折等情况,应求助家人、邻居或医护人员,多人合力整体搬动老人到床上或担架上(如脊柱骨折,则不能用帆布等软的担架,可在担架上垫木板),避免骨折移位,同时及时送医院检查。

(六)其他异常情况观察

1. 消化系统　腹痛、恶心、呕吐、便血是最常见的症状,原因比较复杂,老年人在患胃炎、胃十二指肠溃疡病、胃穿孔、阑尾炎、胆囊结石、胆囊炎、胰腺炎、肠梗阻等急腹症时,症状往往不像青年人那样剧烈,各种伴随症状也往往不典型,当腹痛不缓解时应及早去医院诊治,如以往有胃十二指肠溃疡,腹痛从有规律逐渐变得无规律时,应及早行胃镜检查,以排除胃癌的可能。

2. 泌尿系统　应注意排尿次数、尿量,有无特殊气味,尿的颜色改变,有无尿频、尿急、尿痛、排尿不畅、尿线变细或血尿等,一旦出现这些情况应及时就医。老年人如出现无痛性血尿,应进一步检查,以排除肾、膀胱肿瘤,当有腰部绞痛或小便疼痛时,应注意是否有肾和尿路结石。

3. 呼吸系统　肺部感染是老年人常见的疾病,呼吸困难、咳嗽、咳痰、缺氧是常见症状,老年人肺部感染应及时就医治疗。咳嗽、痰中带血要警惕是否发生了肺癌,回缩涕带血要警惕是否患有鼻咽癌。

4. 生殖系统　男性一侧睾丸不对称性肿大,精液中带血或阴茎头上有溃疡的发生,老年女性停经后有阴道流血或异常分泌物,应警惕是否患有生殖系统癌症。

5. 淋巴结　在颌下、颈部、锁骨窝内、腋下和腹股沟处分布着大量淋巴结,当有局部外伤感染时,淋巴结多有肿大、疼痛,感染消退后淋巴结大多恢复。老年人出现无伴随感染的淋巴结肿大,应高度警惕癌症,应及时求医,以排除恶性肿瘤淋巴结转移的可能。

6. 乳房　女性老年人发现乳房内有无痛性肿物时,要及时去医院检查;老年男性也有发生乳腺癌的可能,因此,也要注意乳房有无结节。

7. 骨、关节　老年人易患退化性骨关节疾病,出现腰腿痛、关节痛等症状,但癌症发生骨转移也会出现骨关节疼痛,故应观察骨关节疼痛的性质及伴随症状,异常情况下及早就医。

二、老年人发生应急事件的求救途径

老年照护师一旦发现老人病情变化,出现应急事件时,应首先保持镇静,安抚老人,使老人放松心情。自己不能处理时,则向旁人求助。

(一)求助家人

居家老年照护师平时应注意记录老人家人的联系方式,并放在固定位置,以备紧急状态下能及时找到。老年人遇到应急事件,老年照护师应尽量先与老人的家人取得联系,并与其家人商议处理方式。

(二)求助"120"救护中心

老年人病情危急,老年照护师可直接拨打"120",向救护人员说清老人的情况、具体地址等,在家一边做好一般的应急处理,一边等待救护人员的到达。

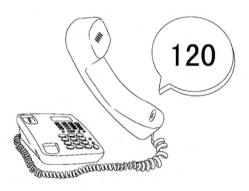

(三)居家养老服务机构

目前,社区居家养老服务机构没有很好地建立,如老年照护师从属于相应的养老服务机构,应注意记录与机构的联系电话,遇应急事件,可求助于机构来协调处理。

(四)求助邻居、社区医护人员、社区工作人员、志愿者

除上述求助途径以外,照护对象平时应留意建立与邻居、社区医护人员、社区工作人员及相关志愿者的联系方式,以备在应急状态下求助。

思考题

1. 异常情况的观察及应急处理有哪些?
2. 应急事件的求救途径有哪些?

第3章

老年人的日常照护

随着社会人口老龄化的进展,平均寿命不断延长,疾病、老化等因素会导致老年人的日常生活自理能力逐渐降低,使生活照料成为老年人的主要需求。老年照护师应根据照护对象的生活自理程度,在日常生活起居方面给予相应的帮助,使照护对象得到较好的照顾,从而提高生活质量。本章通过对老年人饮食、排泄、睡眠、身体清洁等相关知识和技能的学习,提升老年照护师为照护对象服务的工作能力和技能,为照护对象提供全面、优质的照护。

第一节 饮食照护

食物是人类生存的必备条件,是营养的来源,食物中的营养素包括糖、脂肪、蛋白质、维生素、水和无机盐等。营养素经过机体的消化、吸收才能被利用,保证和促进机体健康。老年人身体器官功能减退,咀嚼、消化能力降低,食物中的营养物质吸收利用能力下降,抵抗力下降,易影响老年人的健康。老年照护师在饮食照料上除保证食物的色、香、味符合照护对象的口味外,同时还应注意在进食时,协助照护对象保持良好的进食体位,以方便进食,注意进食后的观察,避免意外的发生。总之,老年照护师应给予照护对象全面、周到的饮食照料。

一、老年人进食的体位

(一)进食体位
进食体位是指根据照护对象的自理程度及病情,采取适宜的进餐姿势。

(二)进食体位摆放的目的
为照护对象摆放适宜的进食体位,其目的是:利于照护对象进食,增加照护对象营养的摄入,提高机体抵抗力;同时,可以避免不良体位引发呛咳、误吸、噎食、窒息等意外。

(三)进食体位种类

照护对象完全自理或上肢功能较好时,尽量采取坐位进食(图 3-1)。当照护对象病情危重或完全卧床时,可采取半卧位、头偏向一侧的进食体位。一定要避免平卧位进食,以免食物反流进入呼吸道引起呛咳、误吸、噎食、窒息等意外的发生。老年照护师根据照护对象的自理程度及病情,助其采取适宜的进食体位。

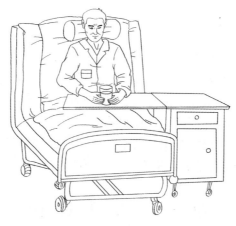

图 3-1　床上坐位

1. **床上坐位**　适用于下肢功能障碍或行走无力的照护对象。老年照护师以环抱方法协助照护对象在床上坐起,将靠垫或软枕垫于照护对象后背及膝下,以保证其坐位稳定、舒适。床上放置餐桌。

2. **半卧位**　适用于完全不能自理的照护对象。使用可摇式床具时,老年照护师将照护对象的床头摇起,抬高至与床具水平面呈 30°～45°。使用普通床具时,可使用棉被或靠垫支撑照护对象的背部使其上身抬起。采用半卧位时,应在身体两侧及膝下垫软枕以保证体位稳定。

3. **侧卧位**　适用于完全不能自理的照护对象。使用可摇式床具时,老年照护师将照护对象的床头摇起,抬高至与床具水平面呈 30°。老年照护师双手分别扶住照护对象的肩部和髋部,使照护对象面向老年照护师侧卧,肩背部垫软枕或楔形垫。一般宜采用右侧卧位。

4. **轮椅坐位**　适用于下肢功能障碍或行走无力的照护对象。轮椅与床呈30°,固定轮子,抬起足踏板,老年照护师的双手环抱照护对象的腰部或腋下协助照护对象坐起,双腿垂于床下,双足踏稳地面,再用膝部抵住照护对象的膝部,挺身带动照护对象站立并旋转身体,使照护对象坐在轮椅中间,后背贴紧椅背,将轮椅上的安全带牢系在照护对象腰间。

5. 进食体位摆放的注意事项

(1)协助照护对象摆放体位前应做好评估。

(2)摆放体位时动作轻稳,保障安全。

(3)辅助器具使用前,检查其是否处于安全完好的备用状态。

二、如何协助照护对象进食

(一)照护对象对饮食结构的需求

食物和水是维持生命的物质基础,食物提供人体所需要的营养,为人体生长发育、组织修复和维持生理功能提供必需的营养素和热能。由于老年人消化器官功能的减退,对食物的消化、营养的吸收功能均减退,从食物中摄入的营养相应减少,因此,老年人要注意膳食多样化,粗细搭配,花样更新,多食杂粮、豆类、鱼类、蛋类、奶类、海产品类、蔬菜和水果等,保持营养素平衡和营养素之间比例适宜,形成适合老年人的科学合理的饮食结构。

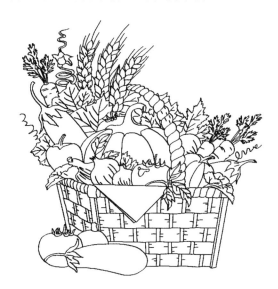

1. 合理控制饮食总热能　老年人的饮食营养要合理,荤素、粗细、干稀搭配符合卫生要求,老年人的全天热量应供给约 3000kcal。蛋白质、脂肪、糖类(碳水化合物)比例适当,三者的热能比分别是 10%～15%、20%～25%、60%～70%。其次,老年人饮食热能供给量是否合适,可通过观察体重变化来衡量。一般可用下列公式粗略计算:

男性,体重标准值(kg)=[身高(cm)-100]×0.9

女性,体重标准值(kg)=[身高(cm)-105]×0.92

2.饮食结构原则

(1)减少单糖及双糖的食物,放宽对主食类食物的限制。单糖和双糖在肠道不需要消化酶,可被直接吸收入血液,使血糖迅速升高。而且过多摄入含单糖和双糖类的食物,可使体内三酰甘油合成增多并使血脂升高。食物中最常见的双糖是蔗糖,广泛应用于点心、面包、饼干、水果罐头、巧克力中,应减少此类食物的摄入量。

(2)限制脂肪摄入量。脂肪含量高的食物如猪油、牛油、奶油等,过多摄入可致高脂血症、动脉粥样硬化,故应控制其摄入量。

(3)食用优质蛋白质。瘦肉、牛奶、蛋、鱼等动物性食品,以及各种大豆制品等都富含优质蛋白质,容易被人体消化、吸收。

(4)多食含纤维素的食物。食物中的纤维素虽然不能被消化、吸收,但有促进肠道蠕动、利于粪便排出等功能。含高纤维素的食物包括:蔬菜中的白菜、油菜、菠菜、笋类等;水果中的苹果、鸭梨、小枣等;谷物中的麦片、玉米、高粱等。

(5)多食含矿物质食物。矿物质是人体必需的营养物质。铁在菠菜、瘦肉、蛋黄、动物肝脏中含量较高;铜、锌在动物肝脏和动物肾脏、鱼、虾、蛤蜊中含量较高;硒在小麦、玉米、白菜、南瓜、大蒜和海产品中含量较高;碘在海带、紫菜、海鱼、海盐等中含量较高。

(6)多食含维生素的食物。维生素是维持人体生命活动、保持人体健康的重要营养物质,主要包括B族维生素、维生素A、维生素C、维生素D、维生素E及维生素K等。B族维生素在豆类、糙米、动物肝脏、果仁、瘦肉、绿叶蔬菜、香蕉中含量较高。维生素C在新鲜蔬菜和水果中含量高,如小白菜、油菜、芹菜、鲜枣、橙子、柠檬、草莓、猕猴桃、石榴等。维生素A在虾皮、蛋黄、动物肝脏、蔬菜、水果及坚果中含量较高。维生素D在富含脂肪的海鱼、动物肝脏、蛋黄、奶油和奶酪中含量较高。维生素E在谷类、小麦胚芽油、棉籽油、绿叶蔬菜、蛋黄、坚果、肉及乳制品中含量较高。富含维生素K的食物有酸奶酪、蛋黄、大豆油、鱼肝油及海藻。

(二)老年人进食的观察要点

1. 饮食量的观察　了解照护对象的日常饮食量。当照护对象的饮食量有明显增多或减少时,要观察并询问照护对象,查找原因。因疾病引起饮食量增多或减少的,需经就诊后遵医嘱用药治疗;因食物外观、口感、色、香、味、制作工艺影响照护对象的食欲,导致进食量减少的,积极改进餐饮制作工艺,保障营养的同时使之更适合照护对象的口味。

2. 照护对象进食的速度　老年人进食的速度一般较慢。进食过快会影响老年人的消化，也容易在进食中发生呛咳或噎食。当照护对象出现的进食速度较明显增快或减慢时，应加强观察并告知医师或家属，及时就诊，检查有无精神或器质性病变。

3. 进食后的表现　观察照护对象进食过程中及进食后的表现，如有无吞咽困难、呛咳、噎食、恶心、呕吐、腹部胀满等。如照护对象出现不适表现，应及时告知医师或其家属，以便采取相应的照料措施。

三、老年人进食的种类和量

(一)照护对象饮食种类

1. 普通饮食　适用于不需要特殊饮食的老年人。老年人可根据自己的喜好，选择可口、容易消化且营养素平衡的食物。对于无咀嚼能力和不能吞咽大块食物的老年人，可将普通饮食加工剁碎或用粉碎机进行破碎后食用。

2. 软质饮食　适用于消化不良、饮食不便、低热、疾病恢复期的老年人。食物要以软烂为主，如软米饭、面条。菜、肉应切碎、煮烂，容易咀嚼和消化。

3. 半流质饮食　适用于咀嚼能力较差和吞咽困难的老年人。食物呈半流食状态，如米粥、面条、馄饨、蛋羹等。此类饮食无刺激性，纤维素含量少且营养丰富。

4. 流质饮食　适用于进食困难或采用鼻饲管喂食的老年人。食物呈流食状态，如奶类、豆浆、米汤、果汁、菜汁等。此种饮食因所含热量及营养素不足，故不能长期食用。

(二)治疗饮食的种类

治疗饮食可满足照护对象在疾病期间的营养需要。治疗饮食分为以下几种。

1. 高热量饮食　在两餐之间提供含有热量的饮料或点心，如牛奶、豆浆、鸡蛋、蛋糕等。半流质饮食或流质饮食者，可加浓缩食品，如奶油、巧克力等。每日供给总热量 3000kcal 左右。高热量饮食适用于有甲状腺功能亢进、高热、胆道疾病等的老年人。

2. 高蛋白饮食　在基本饮食的基础上增加含蛋白质丰富的食物，如肉类、鱼类、蛋类、乳类、豆类等，蛋白质供应为 2g/(kg·d)，但总量不超过 120g，总热量 2500～3000kcal。高蛋白饮食适用于患有慢性消耗性疾病、严重贫血、肾病综合征或处于癌症晚期等的老年人。

3. 低蛋白饮食　每日饮食中的蛋白质不超过 30～40g,需要多补充蔬菜和含糖高的食物,以维持正常热量。低蛋白饮食适用于限制蛋白质摄入者,如患有急性肾炎、尿毒症、肝性脑病等的老年人。

4. 高纤维素饮食　选择含纤维素多的食物,如芹菜、韭菜、新鲜水果、粗粮、豆类等。高纤维素饮食适用于患有便秘、肥胖、高脂血症、糖尿病、心血管疾病等的老年人。

5. 低纤维素(少渣)饮食　吃含纤维少的食物且少油,忌食含纤维素多的蔬菜、水果,应吃菜泥、果汁等,忌油煎食物。低纤维素饮食适用于腹泻的老年人。

6. 低盐饮食　每日可用食盐不超过 2g(含钠 0.8g),但不包括食物内自然存在的氯化钠。低盐饮食适用于患有心脏病、肾病(急、慢性肾炎)、肝硬化(有腹水)、重度高血压但水肿较轻等的老年人。

7. 低脂肪饮食　少用油,禁用肥肉、蛋黄、动物脑等食材。高脂血症及动脉硬化患者不必限制植物油(椰子油除外)。每日脂肪的摄入量不超过 40g。低脂肪饮食适用于有肝胆疾病、高脂血症、动脉硬化、肥胖及腹泻等的老年人。

8. 低胆固醇饮食　膳食中胆固醇含量在 300mg/d 以下,少食用动物内脏、饱和脂肪、蛋黄、动物脑、鱼子等。低胆固醇饮食适用于患有动脉硬化、高胆固醇症、冠心病等的老年人。

9. 无盐、低钠饮食　无盐饮食,即除食物内自然含钠量外,不放食盐烹调的饮食。低钠饮食,即除无盐外,还须控制摄入食物中自然存在的钠量(每天控制在 0.5g 以下),禁食腌制食品。还应禁食含钠的食物和药物,如发酵粉(油条、挂面)、汽水(含小苏打)和碳酸氢钠药物等。无盐低钠饮食适用于患有心脏病、肾病(急、慢性肾炎)、肝硬化(有腹水)、重度高血压等的老年人。

健康饮食金字塔见图 3-2。

(三)对老年人有益的饮品

1. 白开水　开水对中、老年人来说,不仅能稀释血液、降低血液黏稠度、促进血液循环,还能减少血栓的危险,预防心脑血管疾病。

2. 豆浆　豆浆可强身健体,长期饮用可预防糖尿病(豆浆含有大量纤维素,能有效阻止糖的过量吸收,减少糖分)、高血压(豆浆中所含的豆固醇和钾、镁,是有力的抗钠盐物质。钠是高血压发生和复发的主要根源)。

3. 酸奶　酸奶易被人体消化和吸收,具有促进胃液分泌、增强消化功能、降低胆固醇的作用。

4. 红葡萄酒　葡萄酒含有糖、醇类、有机酸、无机盐、维生素等营养物质,

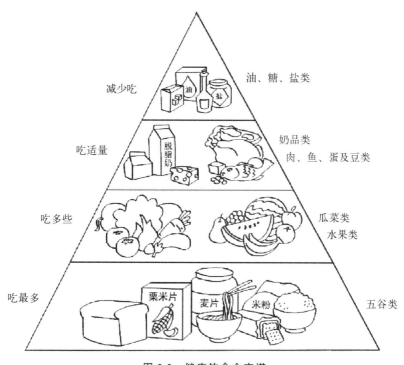

油、糖、盐类

减少吃

吃适量

奶品类
肉、鱼、蛋及豆类

吃多些

瓜菜类
水果类

吃最多

五谷类

图 3-2　健康饮食金字塔

对人体发育有不同的补益；有降低血脂、促进消化、养气活血、抗老化、预防老年性痴呆的作用。

5. 鲜榨果汁　老年人适当喝少量果汁可以助消化、润肠道，补充膳食中营养成分的不足。

6. 绿茶　茶具有延缓衰老、抑制心血管疾病、预防和抗癌、醒脑提神的作用。

第二节　排泄照护

人体只有通过排泄才能将机体新陈代谢的产物及废物排出体外，维持身体内环境的协调平衡，因此，排泄是维持生命的必要条件。老年人由于自理能力下降，机体功能减弱或疾病等原因均可导致老年人排泄功能障碍。老年照护师要根据照护对象的身体状况，协助其采取适宜的排泄体位、方法，可减轻排泄时的不便和痛苦，提高生活质量。

一、定义

排泄是机体将新陈代谢的产物和机体不需要或过剩的物质排出体外的生理活动过程。

二、胃肠活动及排泄功能

胃具有储存食物,使之形成食糜的作用。食物入胃 5 分钟后,胃开始蠕动,蠕动波从贲门开始向幽门方向进行,每分钟约 3 次。胃的蠕动一方面可使食物与胃液充分混合,有利于消化;另一方面,可以搅拌和粉碎食物,并不断地将食糜推向十二指肠。在消化过程中,排空的速度与食物成分和形状有关。一般而言,流食比固体食物排空快,颗粒小的食物比大块食物排空快,糖类排空最快,蛋白质其次,脂类食物最慢。混合食物由胃完全排空一般需 4～6 小时。排泄途径有皮肤、呼吸道、消化道及泌尿道,而消化道和泌尿道是最主要的排泄途径,即排便和排尿。排便是反射动作,当粪便充满直肠刺激肠壁感受器,冲动传入初级排便中枢,同时上传至大脑皮质而产生便意。

三、排泄异常的观察

(一)排便异常的观察

1. 便秘　便秘指正常的排便形态改变,排便次数减少,每周少于 2 次。排便困难,粪便过干过硬。触诊腹部较硬实且紧张,有时可触及包块,肛诊可触及粪块。

2. 粪便嵌顿　有排便冲动,腹部胀痛,直肠肛门疼痛,肛门处有少量液化的粪便渗出,但不能排出粪便。

3. 腹泻　腹痛、肠痉挛、疲乏、恶心、呕吐、肠鸣、有急于排便的需要和难以控制的感觉。粪便松散或呈液体样。

4. 排便失禁　不自主地排出粪便。

5. 肠胀气　表现为腹部膨隆,叩诊呈鼓音、腹胀、痉挛性疼痛、呃逆、肛门排气过多。当肠胀气压迫膈肌和胸腔时,可出现气急和呼吸困难。

(二)排尿异常的观察

1. 尿失禁　膀胱括约肌丧失排尿控制能力,使尿液不自主地流出。

2. 尿潴留　膀胱内潴留大量的尿液而不能自主排出。表现为下腹胀满、排尿困难、耻骨上膨隆、扪及囊性包块,叩诊为浊音。

四、排泄异常的照护

(一)便秘的照护

1. 查询照护对象便秘的原因。

2. 进食富含纤维素的食物,有利于增加肠蠕动,促进大便排出。

3. 适当增加饮水量。每日清晨饮一杯淡盐水,可促进肠蠕动,保持胃肠道足量的水分,软化粪便,有利于大便的排泄。

4. 在体力允许的情况下,指导照护对象做适量的体育活动,可提高排便肌群的收缩力。

5. 每天起床前和入睡前进行顺时针腹部按摩,增加肠蠕动。

6. 视照护对象的具体情况遵医嘱服用缓泻药或采用灌肠法,必要时采用人工取便法。

7. 养成定时排便的习惯。

8. 做好照护对象的心理照护,缓解因曾经有过排便不畅经历而引发的思想顾虑和心理负担,放松身心。

(二)粪便嵌顿的照护

1. 查找照护对象粪便嵌顿的原因。

2. 关闭门窗,注意保暖。屏风遮挡,保护隐私。

3. 使用栓剂、缓泻药,必要时给予灌肠。

4. 照护对象感觉大便在肛门处,在灌肠无效时可遵医嘱执行人工取便。操作中注意观察照护对象的表现,如有面色苍白、呼吸急促、心悸、头晕等现象,须立即停止操作。

5. 协助排便后用温水洗净并擦干肛门及臀部周围皮肤,保持局部皮肤清洁、干爽。

(三)腹泻的照护

1. 查找照护对象腹泻的原因,采取针对性的照护措施。

2. 膳食调理,酌情给予清淡的流质或半流质食物,避免摄入油腻、辛辣、高纤维素食物。严重腹泻时可暂时禁食。鼓励照护对象饮水,以免脱水。

3. 腹泻严重时,口服补液盐或遵医嘱静脉补充水、电解质。

4. 每次便后用温水洗净肛门周围及臀部皮肤,保持局部皮肤清洁、干燥。必要时,肛门周围涂搽软膏加以保护。

5. 卧床的照护对象发生腹泻时,注意观察其骶尾部皮肤变化,预防褥疮的发生。

6. 密切观察病情,记录排便的性质、次数等,必要时留取标本送检。

(四)排便失禁的照护

1. 处理粪便时,注意保护隐私。

2. 经常用温水洗净并擦干肛门周围及臀部皮肤,保持局部皮肤清洁。肛门周围涂搽软膏以保护皮肤,避免潮湿刺激引发感染。

3. 帮助照护对象重建控制排便的能力。了解照护对象的排便时间,掌握规律,定时给予便器,促使照护对象按时自己排便;与医师协调定时应用导泻栓剂或灌肠,以刺激定时排便;教会照护对象进行肛门括约肌及盆底部肌肉收缩锻炼。

4. 观察并记录排便的量、性质。遵医嘱静脉补充水、电解质,预防脱水及电解质紊乱。

5. 观察骶尾部皮肤情况,预防褥疮的发生。

(五)肠胀气的照护

1. 指导照护对象养成细嚼慢咽的良好饮食习惯。

2. 鼓励照护对象适当活动。

3. 轻微胀气时,可行腹部热敷、腹部按摩或针刺疗法。严重胀气时,遵医嘱给予药物治疗或行肛管排气。

4. 做好心理照护,进行健康教育,如少食产气的食物,如豆类、产气饮料,进食或饮水时避免吞入大量空气。

(六)尿失禁的照护方法

1. 保持局部皮肤清洁、干燥,经常清洗会阴部皮肤,勤换衣裤、床单、衬垫等。

2. 根据照护对象的身体情况进行膀胱功能训练。定时使用便器,建立规则的排尿习惯,促进排尿功能的恢复。使用便器时,用手按压膀胱,协助排尿。

3. 做好心理照护,尊重照护对象的人格,给予安慰和鼓励。

(七)尿潴留的照护方法

1. 安慰照护对象,缓解其焦虑和紧张情绪。

2. 用热毛巾或热水袋热敷照护对象的腹部,以促进排尿。

3. 用按摩照护对象腹部的方法促进排尿。

4. 使用措施诱导排尿,如听流水声或用温水冲洗会阴。各种措施均无效的情况下,可根据医嘱导尿。

五、观察、采集尿、便标本

(一)正常粪便的性状、颜色、量

老年人正常的排便频率为每天 1～2 次或每 2～3 天排便 1 次,平均排便量为 100～300g,排便量的多少与食物摄入量、种类、液体摄入量、排便频率、消化器官的功能状态有关,进食粗粮、大量蔬菜者,粪便量大;反之,进食肉食、细粮者,粪便量少。正常成年人的粪便呈黄褐色、成形、软便,是因为粪便内含胆红素之故。粪便的颜色与摄入食物的种类有关,如摄入含叶绿素丰富的食物时,粪便可能呈绿色;摄入血制品、动物肝类食品,粪便可能呈酱色。粪便的气味是由蛋白质经细菌分解发酵而产生,与食物的种类、肠道疾病有关。摄入蛋白质、肉类较多者,粪便的臭味重;反之,素食者,粪便臭味轻。

(二)正常尿液的性状、颜色、量

老年人每昼夜正常的尿量为 1000～2000ml。排尿频率和次数,一般日间 4～6 次,夜间 0～2 次。外观呈淡黄色至深褐色,澄清透明,放置后可转为混浊并出现氨味,食物和药物也可改变尿液的颜色,如服用大量胡萝卜素时,尿液呈鲜黄色。

六、排泄物异常的观察

(一)粪便异常的观察

1. 排便次数　排便次数和习惯改变。通常每天排便超过 3 次或每周少于 2 次,为排便异常。

2. 形状与软硬度　便秘时粪便坚硬、呈栗子样;消化不良或急性肠炎,可为稀便或水样便;肠道部分梗阻或直肠狭窄,粪便常呈扁条形或带状。

3. 颜色　柏油样便提示上消化道出血;白陶土色便提示胆道梗阻;暗红色血便提示下消化道出血;果酱样便见于肠套叠、阿米巴痢疾;粪便表面粘有鲜红色血液见于痔疮或肛裂;白色"米泔水"样便见于霍乱、副霍乱。

4. 内容物　被肠道寄生虫感染的粪便中可查见蛔虫、蛲虫、绦虫节片等。

5. 气味　严重腹泻者因未消化的蛋白质与腐败菌作用,粪便呈碱性反应,气味极恶臭;下消化道溃疡、恶性肿瘤患者的粪便呈腐败臭味;上消化道出血的柏油样粪便呈腥臭味;消化不良、乳糖类未充分消化或吸收脂肪酸产生气体,粪便呈酸性反应,为酸败臭味。

(二)尿液异常的观察

1. 尿量

(1)多尿:指 24 小时内排出的尿量＞2500ml。

(2)少尿:指 24 小时排出的尿量＜400ml 或每小时排出的尿量＜17ml。

(3)无尿:指 24 小时排出的尿量＜100ml。

2. 颜色

(1)肉眼血尿:尿液呈洗肉水样,多见于急性泌尿系统感染、膀胱肿瘤、输尿管结石。

(2)血红蛋白尿:尿液呈浓茶色、酱油色。

(3)胆红素尿:尿液呈深黄色。

3. 气味　糖尿病酮症酸中毒时,尿液呈烂苹果味。

(三)排泄异常的报告记录

老年照护师在对照护对象进行生活照料的过程中,发现照护对象的尿、便出现异常时,应立即从尿、便的性质、次数、量、颜色、气味等方面进行详细记录,并及时报告给医护人员和其家属,并根据情况留取标本送检。

七、开塞露的应用

开塞露分为甘油制剂和甘露醇、硫酸镁复方制剂两种。两种制剂成分不同,但原理基本相同,均是利用甘油或山梨醇的高浓度即高渗作用,软化大便,刺激肠壁,反射性地引起排便反应,加上其具有润滑作用,使大便易于排出。常用于对老年体弱便秘者的治疗。开塞露如图 3-3 所示。

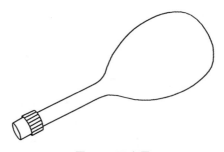

图 3-3　开塞露

(一)使用时机

开塞露应在照护对象有大便的感觉时使用,轻度便秘者用过开塞露之后保留 5～10 分钟就可起效;便秘较重者,应保留时间更长一些,但一般不会超过 30 分钟。需根据照护对象的具体情况确定使用开塞露的时间。

(二)用法及用量

将开塞露瓶盖取下,挤出少许油脂润滑瓶口及肛门,然后缓慢插入肛门,将药挤入直肠内,成年人 1 次 1 支。

(三)注意事项

1. 使用开塞露前,检查开塞露前端是否圆润、光滑,以免损伤肛门周围组织。

2. 患有痔疮的照护对象使用开塞露时,操作应轻缓并充分润滑。

3. 对本品过敏者禁用,过敏体质者慎用。

4. 开塞露不可长期使用,以免耐受而失去作用。

八、其他常用通便法

(一)甘油栓通便法

甘油栓是由甘油和明胶制成的呈圆锥形的栓剂。使用时照护对象取左侧卧位,老年照护师将甘油栓包装纸剥去,一手将臀部分开,一手垫卫生纸捏住栓剂较粗的一端,将尖端部分插入肛门内,同时叮嘱照护对象张口呼吸。用卫生纸抵住肛门轻轻按揉数分钟,使甘油栓完全融化后再行排便,以保证通便效果。

(二)肥皂条通便法

将普通肥皂削成圆锥形(底部直径 1cm 左右,长 3cm 左右)。使用时,老年照护师可戴一次性手套捏住栓剂较粗的一端,把肥皂栓蘸温水后,将尖端插入照护对象的肛门内 6～7cm。用卫生纸抵住其肛门并轻揉 3～4 分钟,肥皂的化学性和机械性刺激作用可引起自主排便。此方法禁用于肛门黏膜溃疡、肛裂及肛门有剧痛者。

(三)手法按摩通便法

照护对象取仰卧屈膝位,老年照护师洗净并温暖双手,将双手重叠置于照护对象腹部。依结肠走行方向(由升结肠起始部开始,向横结肠、降结肠至乙状结肠)顺时针做环形按摩,可起到刺激肠蠕动,帮助排便的作用。

(四)人工取便法

若照护对象身体虚弱,腹肌无力,粪便淤积、嵌顿在直肠内,可采用人工取便法。协助照护对象取左侧卧位,左手分开老年人的臀部,右手戴手套,右手示指涂肥皂液后,伸入其直肠内,慢慢地将粪便掏出,放于便盆内。取便完毕后,给予热水坐浴或使用温热毛巾按摩肛门处,以促进局部血液循环,减轻疼痛。操作时,动作轻柔,避免损伤肠黏膜或引起肛门周围水肿;不能使用器械掏取粪便,以免误伤直肠黏膜;取便过程中,注意观察老年人的表现,如发现其面色苍白、出冷汗,疲倦等反应,立即暂停,休息片刻后再操作。

第三节　老年人的睡眠照护

睡眠是人的基本需要和得以生存的必要条件之一,睡眠可以帮助人们消除疲劳,保护大脑皮质神经细胞的正常功能,调理生理活动,稳定神经系统的平衡和延缓衰老,所以睡眠与觉醒是维持生命活动所必需的生理现象,关系到人的健康程度和寿命长短。睡眠质量低下时,将导致身体和大脑的疲劳难以恢复,加速神经细胞的衰老死亡,给人的身体健康带来巨大影响。特别是那些在治疗中的照护对象,获得适当的睡眠对促进疾病康复非常重要。因此,老年照护师要了解睡眠的机制,掌握对睡眠状态的评估方法、观察睡眠质量,懂得如何为照护对象创造良好的睡眠环境。

一、睡眠障碍的原因与种类

(一)原因

1. 机体原因　疼痛、发热、咳嗽、呼吸障碍等。
2. 心理原因　焦虑、抑郁、心理应激因素等。
3. 环境原因　噪声、光(照明)、过热或过冷等。
4. 机体生物节奏紊乱　不规则的生活方式。

(二)分类

1. 入睡障碍　应辨别照护对象对入睡困难有无主观认识上的误差(实际上睡着了,但本人却认为未曾睡着)。
2. 间断睡眠　睡着以后在夜间经常醒来。
3. 早醒　即使入睡很晚也会在凌晨过早地醒来,之后再也不能入睡。
4. 睡眠过浅　睡眠时间充分,但睡眠深度不够。

二、睡眠状态的评估

1. 睡眠习惯　睡前有无特殊习惯如睡前洗热水澡,有无睡眠障碍,是否需要服用催眠药等。
2. 睡眠环境　室内光线、音响、温湿度、空气清新程度、床铺和枕头的舒适度等。
3. 疾病因素　是否因身体不适引起疼痛、瘙痒、咳嗽、排泄异常等,卧床体位是否舒适。
4. 药物因素　某些药物可以引起失眠,如降压药、类固醇、抗癌药、平喘药和甲状腺素等。

三、睡眠观察的内容

(一)自身满意度

睡眠的满意度是照护对象主观的判断,既有睡眠时间并不长而感到满意者,也有虽然睡眠时间很长而不满意者。同时,还有别人看上去睡得很实,而本人却觉得没有睡好。家庭老年照护师应了解照护对象的睡眠质量,有无夜间觉醒、醒后感觉如何、精神状态如何等,以进行合理的评估。

(二)卧位及呼吸状态

睡眠时的体位是主动卧位还是被动卧位或被迫卧位。呼吸是否均匀、平稳,有无异常呼吸声、呻吟。

(三)睡眠时间

睡眠过程中有无入睡困难、早醒。

四、睡姿与卧位

(一)右侧卧位

睡眠时的姿势一般有仰卧、俯卧、侧卧 3 种,侧卧又有左侧卧位、右侧卧位之分。正确的睡姿为右侧卧位(图 3-4),右侧卧位有三大好处。

1. 人的心脏位于胸部偏左侧,右侧卧位可使较多的血液流向右侧,从而减轻心脏的负担。

2. 人体内十二指肠、小肠、大肠均是右侧开口,当人们右侧卧位时,胃内的食物可顺利进入大、小肠,从而有利于人体对营养物质的消化、吸收及废物的排出。

3. 肝位于人体右上腹部,右侧卧位能使较多的血液经过肝,从而提高肝的生物功能,有益于肝对毒素的分解。

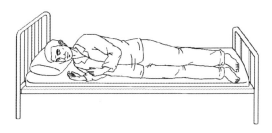

图 3-4　右侧卧位

(二)侧卧睡眠姿势

1. 正确的侧卧位睡姿(图 3-5)是头与脊椎呈一直线,在上侧的肢体的手臂、肩关节、肘关节均屈曲,髋关节最上端稍弯曲。下侧的手臂弯曲。肘关节、膝关节处用枕头支托,保持良好姿势。

2. 不正确的侧卧位睡姿是枕头过高,使颈部过度屈曲(图 3-6);手及下肢无物支托(图 3-7),体位不稳定;身体未呈一直线,且扭曲(图 3-8)。

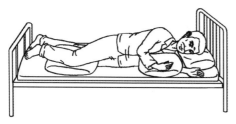

图 3-5　正确侧卧位的姿势

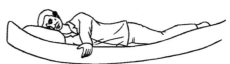

图 3-6　颈部过度屈曲

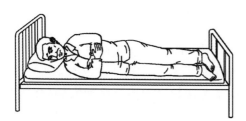

图 3-7　手及下肢之间没有用枕头支托

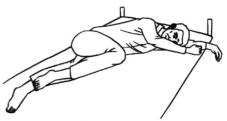

图 3-8　身体扭曲

(三)仰卧睡眠姿势

1. 正确的仰卧睡姿是头与脊椎保持一致,下肢伸直,足趾垂直向上(图 3-9)。

2. 不正确的仰卧睡姿是枕头太高,使颈部过度屈曲,头与脊椎侧的侧面和前后面不呈一直线(图 3-10)。

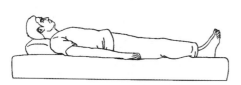

图 3-9　正确的仰卧睡眠姿势

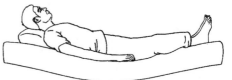

图 3-10　不正确的仰卧睡眠姿势

五、影响老年人睡眠质量的因素

1. 大脑老化　进入老年期后,由于大脑皮质的抑制过程减弱,使睡眠时间减少、睡得不深、容易被吵醒、醒后不易入睡,这是老年人大脑老化的一种表现。

2. 下肢痉挛和小腿不适　老年人常有下肢肌肉周期性收缩,有时一夜可发生数次,使得老人感觉小腿酸痛或不适,严重影响老年人的睡眠,多发生于高龄老人。

3. 皮肤瘙痒　由于老年人的皮肤皮脂层逐渐变薄,使皮肤干燥、感觉神经末梢表浅,受外界轻微的刺激即引起瘙痒,也会影响老年人进入深度睡眠。

4. 夜间尿频　老年人的膀胱容量缩小,极易饱满,再加上膀胱的收缩无力,使尿液不易完全排空,加之男性老人多患有前列腺肥大,从而使夜间尿频,失去睡意。

5. 疾病　老年人由于生理功能逐渐衰老,常出现肌肉、关节等处的疼痛或各种疾病,从而影响睡眠。

6. 心理因素　老年人可因各种原因导致情绪低落、恐惧、悲痛、紧张、抑郁等心理状态,都会影响老年人的睡眠。

7. 其他因素　睡眠的质量也受一些药物的影响,如咖啡因、尼古丁、乙醇。有时在睡眠前过于紧张或兴奋、光线太亮、有噪声、室内的温湿度不适宜、枕头的高低和软硬不合适等都会影响睡眠。

六、改善影响老年人睡眠不良习惯的方法

1. 确立并维持照护对象的生活节奏:想办法协助照护对象白天处于清醒中,如白天散步、参与娱乐活动等。

2. 保持适当的活动和运动:白天积极参与各种有益的社会活动、坚持适当的户外运动或体育锻炼,将有助于入睡,改善睡眠质量。

3. 选择舒适的睡眠用品:适宜的床、枕头、被子等都能提高睡眠质量。

4. 调整卧室环境不仅会影响照护对象入睡,还会影响睡眠质量。因此,睡觉前应注意调整好卧室的温度、湿度,将灯光调至柔和、暗淡。尽量停止各种噪声的干扰。

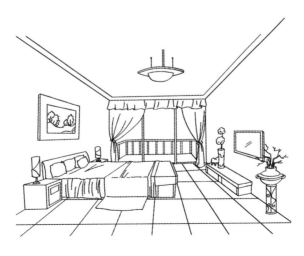

5. 做好睡前准备工作：睡前应保持情绪稳定，不宜进行剧烈的活动、观看和阅读兴奋或紧张的电视节目及书籍、饮用兴奋性饮料；晚餐应在睡前 2 小时完成。晚餐应清淡，不宜过饱，睡前不再进食；还可以在睡前用热水泡足，以促进睡眠。

6. 采取适当的睡眠姿势：良好的睡眠姿势可改善质量。选择睡眠姿势时，以自然、舒适、放松为原则；最佳睡眠姿势为右侧卧位，既可避免心脏受压，又利于血液循环。

七、睡眠照护

1. 调节室温　冬季室温要保持在 18～22℃，夏季以 25～28℃ 为宜。相对湿度要达到 50%～60%。

2. 减少噪声　开关门的声音、脚步声、说话声及同房间其他人的呼吸、呻吟、鼾声等都是造成照护对象失眠的原因，家庭老年照护师应设法将这些噪声控制到最低限度。如同一房间内有多人，应安排严重打鼾者与其他睡眠较轻者分室居住。

3. 除臭　及时处理发出异味的东西，如尿、便、呕吐物等，便器、痰盂用后及时清洗，保持室内空气的清新。

4. 调节光线　强光会通过视网膜、视神经刺激大脑引起兴奋。夜间最好使用床头灯、壁灯，对害怕光线刺激的照护对象，也可以使用遮光罩。

5. 选好床铺、寝具　根据照护对象的身体情况选择合适的床。床不宜太软，也不宜太硬，且透气性要好。被褥应柔软、吸汗、保暖，并根据季节的变化及时调整被褥的厚薄。枕头的硬度、高度和宽度要适当，一般成年人（单）枕头宽 30cm、高 5～8cm，长度 60cm。另外，睡衣要宽松、舒适。

6. 排便及便器准备　对夜间多尿的照护对象，最好选择离厕所较近的卧室或为其准备轻便的移动式便器。

第四节　疼痛的照护

疼痛是照护对象和健康人都不同程度经历过的一种痛苦的、不舒服的感受，避免疼痛是人类的基本需要。家庭老年照护师的重要工作之一是帮助照护对象避免疼痛、减轻疼痛、解除疼痛。

一、疼痛的类型

（一）生理性疼痛
生理性疼痛是指伤害性感受系统对即将作用于身体的损伤起预警作用。

如冷、热、机械力及化学物质等刺激皮肤、皮下组织、肌肉、骨骼等部位产生疼痛。生理性疼痛是保护性的,疼痛提示机体躲避某种伤害,因此是健康和生存所必需的生理反应。生理性疼痛往往和刺激强度成正相比。

(二)病理性疼痛

病理性疼痛是由于某种疾病所引起的疼痛。

(三)神经性疼痛

神经性疼痛是与神经系统损伤、感染、代谢紊乱和梗塞有关。神经系统疼痛多表现为搏动性疼痛、烧灼痛、发作性撕裂及痛觉过敏。

二、疼痛的评估

(一)疼痛的部位

多数情况下,疼痛的部位就是病变或损伤所在的部位。当照护对象诉说疼痛时,家庭老年照护师要问清楚疼痛的部位和范围。

(二)疼痛的程度

评估疼痛的程度主要依赖照护对象的主观描述。家庭老年照护师也可以通过"疼痛脸谱"(图 3-11)帮助观察和了解照护对象疼痛的程度。

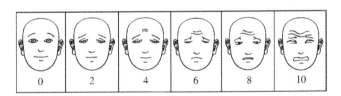

| 0 | 2 | 4 | 6 | 8 | 10 |

图 3-11　疼痛脸谱

(三)疼痛的特点与性质

让照护对象描述疼痛的感觉,如酸痛、胀痛、绞痛、跳痛等。

(四)疼痛行为

照护对象在疼痛时常伴有明显的行为改变,如喃喃自语、呻吟、表情怪异、皱眉;或出现某种特定的姿势或活动(肢体蜷曲、压住或触摸身体的某一部位),不能活动或改变体位等。而神经性疼痛,可能对冷、热、压力甚至触摸表现得过度敏感。

(五)疼痛缓解程度

家庭老年照护师可用"疼痛效果评估百分比量表"和"四级法"了解照护对象疼痛缓解程度。

1. 疼痛效果评估百分比量表　见图 3-12。

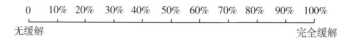

图 3-12 疼痛效果评估百分比量表

2.四级法

(1)完全缓解:疼痛完全消失。

(2)部分缓解:疼痛明显减轻,睡眠基本不受干扰,能正常生活。

(3)轻度缓解:疼痛有些减轻,但仍感到有明显疼痛,睡眠、生活仍受到干扰。

(4)无效:疼痛无减轻感。

三、疼痛时的一般照护

1.松开照护对象的衣物,采取最舒适的姿势,尽量不移动疼痛的部位。

2.注意观察疼痛的位置及疼痛发生的时间、疼痛的性质及是否有加剧等情况。

3.勿直接将物品放置在疼痛部位上,如棉被、毛毯等,可利用床上支架。

4.用手轻轻抚摸疼痛处的皮肤,以减轻其肌肉的紧张。

5.利用谈话、听音乐、阅读书报等方法以转移照护对象对疼痛的注意力。

6.剧烈疼痛者必须立即到医院就诊。

四、常见疼痛的照护

(一)头痛

1.了解疼痛的原因,给予舒适的卧位。

2.保持房间的安静,降低噪声。

3.避免房间内有强烈的香水味、恶臭味、香烟味等。

4.避免阳光直射照护对象的面部。

5.由于近视、远视等视力障碍引起头痛者,需到眼科检查眼睛。

6.轻微的头痛通常让照护对象安静休息就可减轻或缓解,头痛严重时必须观察有无发热、呕吐、颈部僵硬、行为怪异等症状,并及时送医院就诊。

(二)牙痛

1.用温水漱口,协助照护对象将塞在牙缝内的食物清除。

2.在疼痛的面颊部进行冷敷。

3.牙龈周边如有溃疡,可用棉签蘸碘甘油涂搽溃疡或龋齿处,以减轻疼痛。

4.以上 3 点处理方法都是暂时性的处理,必要时及时看牙医。

5. 饮食以软质食物为宜。

(三)胸痛

1. 照护对象发生胸痛时,应卧床休息。

2. 了解疼痛的部位,避免呼吸困难。

3. 胸口或胸部下方有压迫感或剧痛时,可能是心脏疾病所致。应立即协助照护对象取半坐卧位或平卧位,并及时与其家人或医院联系。

4. 胸部因受打击后出现局部性锐痛时,为防止发生意外,需到医院进行检查。

(四)腹痛

1. 当照护对象出现腹痛时,应观察疼痛部位、是否影响行动、呼吸是否受到限制、腹痛是整个腹部痛还是部分腹部疼痛。

2. 将腰带或束腹的衣服解开,屈膝卧床休息。

3. 因饮食后感到轻微腹痛,要告诉照护对象进食时需细嚼慢咽,饭后不要立即做大运动量的运动。

4. 腹痛时,请勿随意使用镇静药或镇痛药,也不要热敷,以免掩盖病情。当症状没有改善反而疼痛加剧时,不要进食,应及时送医院诊治。

(五)腰痛

1. 采取最舒服的姿势躺在床上休息。

2. 单纯的腰痛,可热敷或给予疼痛部位按摩。

3. 平时尽量避免拿过重的东西,转身时动作不可用力过猛。

(六)关节痛

1. 关节因外伤、感染引起的疼痛,并出现发热、红肿、疼痛扩散或转移,需到医院就诊。

2. 对肢体障碍引起的疼痛,家庭老年照护师可每日协助照护对象做轻微的关节运动或给予热敷、按摩,以促进血液循环。

第五节　清洁照护

清洁的环境和身体,不仅可以使人感觉舒适,还可以起到预防疾病的目的。居室环境整洁,可以减少老年人疾病的发生,协助老年人做好身体的清洁,可使照护对象身心舒适,减少疾病的发生。

一、环境卫生的保持

(一)房间布置的要求

房间的布置应舒适、安全、美观、整洁、无障碍。

（二）房间位置

房间的位置最好选择朝向南面或东南面,使房间能够照射到阳光。房间应有窗帘或百叶窗的设施,便于照护对象休息时能遮挡较强的光线,有助于休息。

（三）家具的要求

家具应简单、结实和实用,应避免使用带尖硬棱角及粗糙的材质。桌椅的高度要便于照护对象起坐和行走的需要。家具应靠墙摆放,减少照护对象行走中的障碍。

（四）卫生间设备

1. 卫生间应靠近卧室,不设门槛,门的宽度要方便轮椅进出。

2. 应安装坐式便器和扶手,坐便器的高低要与膝的高度一致。

3. 卫生洁具应采用白色,以便能及时发现照护对象的排泄物有无异常。

4. 卫生纸等用品应放置在便于拿取的地方。

二、安全设施的要求

（一）呼叫设备

房间内、卫生间和浴室,要设置呼叫器或按铃,方便照护对象在需要帮助时能及时呼叫其他人。

（二）防滑设备

选择防滑的地板,卫生间、浴室的地面要平整、不易形成积水,必要时配备防滑垫。

（三）保护隐私

保护个人隐私,做好遮挡,便于进食、更衣、睡眠、排泄等,以满足照护对象心理需要,使他们感到安全、舒适。

三、讲究个人卫生

清洁是每位照护对象的基本需要,是促进照护对象健康的重要保证。通过清洁,可达到清除体表微生物及其污垢的目的,防止病原微生物的繁殖;清洁时按摩、揉搓皮肤表面可促进血液循环,有利于体内代谢废物的排出;清洁还可以使身体感觉舒适,心情愉快,满足照护对象的自尊需要。因此,清洁不但是照护对象的生理需要,也是他们的心理需要。

（一）梳头

梳头方法及注意事项如下。

1. 向照护对象解释,协助照护对象坐起,把毛巾围于照护对象肩上(卧床者,可将毛巾铺于枕上)。

2. 将头发松散开,照护者一手压住发根,另一手用梳子梳理头发至整齐。为卧床照护对象梳头时,可先梳理近侧,再梳理对侧。

3. 梳理头发时动作要轻柔,不可强拉硬拽,以免造成疼痛和头皮损伤。

4. 如果头发缠绕成团不易梳通时,可用少量清水湿润或涂抹少量乙醇或白酒湿润后,再小心梳理。

5. 尽量协助照护对象自己梳理头发,可根据照护对象意愿适当修剪发型,以方便梳理。

6. 可根据照护对象情况,选择长柄梳子,方便照护对象可以经常梳头,以按摩头皮,起到保健作用。

(二)洗脸

洗脸方法及注意事项如下。

1. 先洗眼睛,再洗其他部位。

2. 动作轻柔,尤其是眼部位不能用力擦洗。

3. 避免洁面乳或皂液流入眼内。

(三)清洁口腔

1. 方法

(1)向照护对象解释,检查照护对象口腔情况,口唇干燥者用棉球湿润嘴唇,帮助有活动性义齿的照护对象取下义齿,放于清水中。

(2)协助照护对象取坐位或侧卧,使其面向照护者,取塑料布(上垫干毛巾)铺在照护对象颌下,把污物盘放在口角旁。

(3)取棉签蘸漱口液擦洗牙齿或用牙刷刷牙,刷牙顺序:由内到外纵向擦拭到门齿及牙龈、颊部、上腭、舌面、舌下及口腔各部。

(4)如果照护对象情况尚好,尽量协助照护对象坐起,让其自行刷牙。

(5)撤去污物盘,将义齿清洁后为其戴上,用毛巾擦拭面部,整理用物。

2. 注意事项

(1)刷牙时叮嘱照护对象动作轻柔,以免损伤牙龈。

(2)漱口液棉球蘸水不可过湿,以免流入气管引起咳呛。

(3)擦拭上腭及舌面时,不要触及咽部,以免引起照护对象恶心及不适。

(4)活动义齿每天至少清洁2次,不戴时清洁后用冷水浸泡保存,忌用热水或乙醇溶液或其他消毒液浸泡。

(四)修剪指(趾)甲

修剪指(趾)甲方法及注意事项如下。

1. 向照护对象解释,协助其取舒适卧位。先用温水浸泡手掌、足掌5～10分钟,然后用干毛巾包裹、擦干。

2. 在手掌(足底)下垫毛巾,修剪指(趾)甲(先剪指甲,后剪趾甲),以锉刀修整指(趾)甲。

3. 指(趾)甲避免剪得过深,不可损伤皮肤,尤其对患有糖尿病的照护对象更要注意预防损伤。

4. 应定期修剪指(趾)甲,指甲宜修成弧形,趾甲应修平,以防趾甲两端嵌入足趾皮肤内。

(五)床上洗头

1. 物品准备 马蹄形垫、毛巾2条、洗发液、梳子、水盆、水壶、热水(水温40~45℃)、污物桶、吹风机等。

2. 马蹄形垫制作方法

(1)物品:浴巾2条、橡皮圈数个、夹子2个、塑料布1块。

(2)方法:①将2条浴巾重叠在一起,卷成一长条;②将橡皮圈套入长条,以固定毛巾长条;③将毛巾长条做成马蹄形,放在塑料布的一角,部分包卷,制成马蹄形垫;④用夹子固定,如图3-13所示。

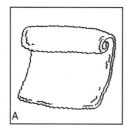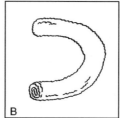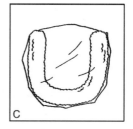

图3-13 马蹄形垫制作方法
A. 将大毛巾或中单卷成长条;B. 固定长条;C. 外包塑料布

3. 床上洗头方法

(1)向照护对象解释,关闭门窗,调节室温。

(2)询问照护对象是否需要大小便,协助照护对象斜角平卧,头置于床边。

(3)帮助照护对象松开衣领并向内反折,将大毛巾围于其颈部,马蹄形垫垫于照护对象后颈部,污物桶置于床旁接大塑料布尾。

(4)用纱布遮住照护对象的双眼、棉球堵塞双耳,调节水温,询问照护对象感受。将其头发湿透,用洗发液搓洗,再用热水冲洗干净。

(5)洗毕,解下颈部毛巾包住头发,一手托头,一手撤去马蹄形垫,除去其耳内棉球及眼罩。

(6)用干毛巾擦干头发,再用吹风机吹干后梳理整齐,整理用物。

4. 注意事项

(1)洗发时密切观察照护对象的反应,询问其感受。如有不适,应停止洗头。

(2)注意室温、水温变化,及时擦干头发,防止照护对象受凉。

(3)操作要轻快,以减少照护对象的不适及疲劳。

(六)床上擦浴

1. 擦浴顺序(图 3-14)　头部→颈部→双上肢→双手→前胸→背部→双下肢→双足→会阴部→臀部。

2. 擦洗步骤

(1)向照护对象解释,关闭门窗,调节室温。

(2)携用物至床旁,用屏风或布帘遮挡照护对象,松开盖被,根据需要放平床头与床尾,按需要给予便器。

(3)调节水温,用洗脸毛巾依顺序洗脸。

(4)协助照护对象脱去上衣,将大毛巾直接铺于远侧手臂下,照护者将擦澡毛巾蘸湿并包裹于手上,用洗浴液和清水分别擦净手、臂、腋下及肩,再将手泡入脸盆温水中,洗净指间及指缝,再用臂下大毛巾轻轻擦干。

(5)同法擦洗近侧上肢。视情况更换清水和加热水以维持水温。

(6)擦洗胸、腹部:将盖被向下折叠,大毛巾直接盖于胸、腹部;一手略掀起大毛巾,一手裹湿毛巾,分别用洗浴液和清水擦洗前胸,同法清洁腹部;用大毛巾擦干胸、腹部,盖好盖被。勿暴露照护对象,注意脐部及女性乳房底部皮肤皱褶处的清洁。

(7)擦洗背部:协助照护对象翻身侧卧,背向照护者;背部盖被向上折叠,暴露背部、臀部;铺大毛巾于背、臀下;手裹湿毛巾,分别用洗浴液和清水擦洗背部、臀部。

(8)为照护对象穿上干净上衣。

(9)擦洗下肢:脱下照护对象的裤子,将大毛巾垫于远侧腿下,手裹湿毛巾,分别用洗浴液和清水擦洗髋部、大腿及小腿,并以大毛巾擦干皮肤。同法洗净

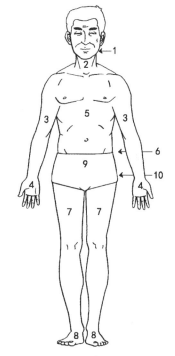

图 3-14　擦浴顺序
1. 头部;2. 颈部;3. 双上肢;
4. 双手;5. 前胸;6. 背部;7. 双下肢;
8. 双足;9. 会阴部;10. 臀部

近侧下肢。

(10)清洗足部:将双足浸泡于足盆温水中,洗净足掌、趾间及趾缝。

(11)擦洗会阴:将清洁湿毛巾交予照护对象,让照护对象自行擦洗会阴,嘱其从上往下擦洗。不能自行擦洗者,可协助冲洗。

(12)协助照护对象更换清洁裤子。

(13)安置照护对象于舒适体位,整理床单位,必要时更换床单、被套和枕套。

3. 注意事项

(1)擦浴时注意遮盖,尽量不暴露隐私处,及时更换清水和注意水温调节,避免照护对象着凉。

(2)动作敏捷、轻柔,避免过多地翻动照护对象和擦伤皮肤。

(3)注意观察照护对象的面色,经常与照护对象沟通,如出现寒战、面色苍白等情况,应及时停止擦洗,做好保暖。

(4)清洁会阴的水盆和毛巾应单独使用。

(5)照护者擦洗时要注意节力原则,减少体力消耗。

第六节 皮肤照护

一、褥疮好发特点

皮肤照护是老年照护中很重要的一项内容,如照护不当,极易发生褥疮。褥疮又称压力性溃疡、压疮,是由于局部组织长期受压,发生持续缺血、缺氧、营养不良而致组织溃烂、坏死。

(一)高发人群

1. 长时间卧床不活动或由于瘫痪使身体活动受限、自理能力困难者。

2. 同一部位持续受压。

3. 昏迷、生命体征不稳定、心力衰竭、瘫痪等原因致机体循环障碍、知觉及运动障碍者。

4. 大小便失禁、多汗、水肿者。

5. 营养状况差、极度消瘦、体质衰弱者。

(二)形成因素

1. 内在因素 局部组织长期受压、组织衰老与退化、感觉功能障碍、血液循环不良、营养不良或脱水、活动能力减退、身体过于肥胖或过瘦、神经系统或免疫系统疾病、局部刺激。

2. 外在因素　①压力：垂直作用在单位面积上的力；②摩擦力：是两个表面接触的物体相互运动时互相施加的一种物理力；③剪切力：指血流与血管内皮间的摩擦力；④潮湿的环境。

(三)好发部位

1. 仰卧位好发于枕骨粗隆、肩胛骨、肘部、骶尾部、足跟、足趾。

2. 侧卧位好发于耳郭、肩峰、肘外侧、髂嵴、内膝关节、外膝关节、内踝、外踝(足跟)。

3. 俯卧位好发于面部、肘关节、胸部、乳房、男性生殖器、大腿、膝部、足趾。

4. 坐位好发于枕部、脊柱、骶尾部、坐骨结节、足跟、足趾。

二、褥疮临床分期

美国全国褥疮顾问小组 2007 年最新分类如下。

1. 可疑的深部组织损伤　皮肤完整，局部黑紫或有水疱，伴有硬结、疼痛。

2. 第一期褥疮　淤血红润期——"红、肿、热、痛、麻木，持续 30 分钟不退"。皮肤完整，在受压发红区手指下压，皮肤颜色没有变白。

3. 第二期褥疮　炎性浸润期——"紫红、硬结、疼痛、水疱"，真皮部分缺失，表现为一个浅的开放性溃疡，伴有粉红色的伤口床(创面)，无腐肉，也可能表现为一个完整的或破裂的血清性水疱。

4. 第三期褥疮　浅度溃疡期——表皮破损、溃疡形成。典型特征：全层皮肤组织缺失，可见皮下脂肪暴露，但骨、肌腱、肌肉未外露，有腐肉存在，但组织缺失的深度不明确，可能包含有潜行和隧道。

5. 第四期褥疮　坏死溃疡期——侵入真皮下层、肌肉层、骨面、感染扩展。典型特征：全层组织缺失，伴有骨、肌腱或肌肉外露，伤口床的某些部位有腐肉或焦痂，常常有潜行或隧道。

6. 无法分期的褥疮　典型特征：全层组织缺失，溃疡底部有腐肉覆盖(黄色、黄褐色、灰色、绿色或褐色)，或者伤口处有焦痂附着(炭色、褐色或黑色)。

三、褥疮的照护

(一)体位转换

1. 翻身　每隔 1~2 小时翻身 1 次，以减少受压部位的受压时间，可防止大部分褥疮的发生。老年照护时一般可按仰卧→左侧卧→仰卧→右侧卧顺序或根据照护对象的身体状况给予翻身。

(1)仰卧时：头部及上肢应使用枕头。为防止足跟受压，可在足踝部放置枕头，尽量不使足跟与床接触。

（2）侧卧时:照护对象翻身侧卧时,人体与床的角度应该≤30°,以减轻局部压力。可将一个大枕头置于背部以固定腰背部。另外,分别用枕头支持上肢及弯曲的下肢以减轻压力,也可以用一个小垫圈置于小腿下方来减轻足踝的压力。

2. 移位　照护对象身体条件允许时,可每天将其下床移位到坐椅上 1~2次,每次 30 分钟左右。

（1）鼓励起身:长期卧床,必然会并发褥疮、营养不良、精神疲倦、肌肉萎缩、关节硬化等并发症。只要能坐或站起来,就可以降低褥疮的危害性。

（2）坐姿方法:尽量采取"骑跨坐"的姿势,即照护对象面向椅子的靠背,两腿分开,跨坐在椅子上。这样,长久以来受压的骶尾部和大腿外侧的大转子部位就不会再受到外界的压力,有利于褥疮愈合和康复,为下一步站起来做好准备。但对身体虚弱的照护对象,在坐椅子期间一定要有人守在旁边,防止其跌倒。

（3）坐轮椅方法:对坐轮椅的照护对象,应协助其每 20~30 分钟撑起身体或改变姿势 10~20 秒(具体方法详见第 4 章第四节)。

（二）减少摩擦力和剪切力

1. 床铺应清洁、平整,无皱褶,无渣屑。

2. 半卧位时,床头抬高应≤30°,侧卧位≤30°,以减少剪切力。

3. 翻身时应将照护对象的身体抬起,不拖拽扯拉,防止产生摩擦。给身体魁梧或体重较重的照护对象翻身时,最好由两个人同时进行。如果仅一人操作,要分阶段地将照护对象的背部、臀部、腿部抬起来进行移动。也可以在摩擦点外粘贴保护膜,防止损伤皮肤。

4. 使用便器时应协助照护对象抬高臀部,不可硬塞、硬拉,并可在便器上垫软纸或布垫,不可使用掉瓷或裂损的便器,以防擦伤皮肤。

（三）减缓压力用具的使用

1. 对易发生褥疮的照护对象,可使用气垫床。

2. 使用翻身靠背及海绵气圈。将照护对象的体位安置妥当后,可在其身体空隙处垫软枕或海绵垫,使支持体重的面积宽而均匀,身体上的压力及作用力分布在一个较大的面积上,从而降低骨突部位皮肤所受到的压力。

3. 肘部及足跟部放置防压垫。在肘部及足跟部放置防压垫,不仅能将肢体处于功能位置,还能保护局部皮肤,起到预防褥疮的作用。

四、日常皮肤照护

由于易受损部位的皮肤接触床单上的汗渍,可使皮肤受到摩擦的可能性增大,因此,照护对象的衣服潮湿后应及时更换,保持皮肤、床单和被褥的清洁和干燥;定时对照护对象进行温水擦浴,可促进皮肤血液循环。对尿失禁的照护对象应观察其排尿的规律,给予按时接尿或使用尿套。对频繁腹泻或排便失禁的照护对象,可用纸尿片或纸尿裤,便后及时更换并用温水清洗臀部。

五、营养支持

有研究表明,在褥疮愈合的过程中,能量、维生素和一些微量元素如维生素A、维生素 B、维生素 C 和锰、锌、铜等起着重要作用。

应给予高蛋白、易消化的食物。如煮好稀饭后,将鱼肉(去刺)、鸡蛋、蔬菜、稀米饭等放入并搅拌煮熟,喂给照护对象食用,不仅容易消化,而且营养丰富。如果是鼻饲,可在搅拌煮熟的食物中加适量水。进食困难者,可给予鼻饲饮食或静脉高营养,以改善照护对象的全身营养状况。

六、皮肤按摩

(一)准备工作
1. 衣帽整洁、清洗并温暖双手。
2. 物品:水盆(内盛温水 42℃左右)、毛巾、浴巾、治疗碗(内盛 30%～50%乙醇约 50ml)、乳液、软枕、海绵垫。
3. 环境:关闭门窗,冬季调节室温至 24～26℃。

(二)操作程序
1. 协助照护对象侧卧,背部朝向照护师(翻身时应将照护对象抬起,避免拖、拉、推;翻身侧卧后应根据照护对象身体情况,需要时可先用枕头托于胸腹前及膝部,以保持体位稳定、舒适)。
2. 暴露背部及骶尾部(要注意保暖,以免照护对象受凉),检查受压部位血液循环情况。浴巾铺于背部、臀部下。用温热毛巾擦净全背皮肤(由腰骶部螺旋向上至肩部)。双手掌心蘸适量乳液或 30%～50%乙醇涂于背部,行全背按摩 3～5 分钟(先从照护对象骶尾部开始,沿脊柱两侧边缘向上按摩至肩部,行环形动作按摩,按摩后轻轻滑至臀部尾骨处,如此反复数次后,再用拇指指腹由骶尾部开始沿脊柱按摩至第 7 颈椎处,每次 3～5 分钟,力量要足够刺激肌肉组织)。

(三)注意事项
1. 按摩时,掌根部要压住局部皮肤,避免摩擦皮肤表面。
2. 不可将照护对象直接卧于橡胶单上,其上必须铺好中单或其他棉制品。
3. 使用海绵垫等物品时,外面需加布套。

思考题

1. 什么是褥疮？
2. 褥疮的高危人群、好发部位是哪些？
3. 皮肤按摩的注意事项是什么？

第**4**章

照护对象特殊生活照护

第一节　协助照护对象穿脱衣裤

一、目的

为自理困难的照护对象穿、脱衣裤,促进照护对象舒适,协助仪容整理。

二、物品准备

清洁、柔软、得体的照护对象衣裤。

三、操作程序

(一)协助照护对象脱上衣

1. 向照护对象解释,关闭门窗。

2. 脱开襟衣服:掀开盖被,解开上衣纽扣;协助照护对象脱去一侧衣袖(先脱健侧,后脱患侧);把上衣其余部分平整地披于照护对象身下,从身体另一侧拉出衣服,脱下另一侧衣袖,整理用物。

3. 脱套头上衣:将衣服向上拉至胸部;协助照护对象手臂上举;脱出一侧袖子,再脱另一侧袖子;一手托起照护对象头颈部,另一手将套头衫完全脱下,整理用物。遇照护对象一侧上肢活动不便时,先脱健侧,再脱头部,最后脱患侧。

(二)协助照护对象穿上衣

1. 向照护对象解释,关闭门窗。

2. 穿开襟上衣

方法一:掀开盖被,一手扶住照护对象肩部,另一手扶住髋部,协助照护对象翻身侧卧(如遇照护对象一侧肢体不灵活,应卧于健侧,患侧朝上);协助照护对象穿好上侧(患侧)衣服的衣袖,其余部分平整地掖于照护对象身下,协助照护对象平卧;从照护对象身下拉出衣服,穿好另一侧衣袖(健侧),整理、拉平衣服,扣好纽扣;安置照护对象,整理床单位。

方法二:将衣服与衣袖展开,横放成"一"字形;掀开盖被,一手托起照护对象腰部,另一手将衣服横穿过照护对象腰下;穿好一侧衣袖(先穿患侧),再穿另一侧衣袖(后穿健侧);一手托起照护对象肩颈部,另一手拿住衣领轻轻向上提拉至颈部;整理衣服,扣好纽扣;安置照护对象,整理床单位。

3. 穿套头衫:辨清衣服前后面,照护者手臂从衣服袖口处穿入到衣服的下摆;手握照护对象手腕,将衣袖轻轻向照护对象手臂套入(先穿患侧),同法穿好另一侧(后穿健侧);将衣领开口套入照护对象头部;整理衣服;安置照护对象,整理床单位。

(三)协助照护对象脱裤子

1. 向照护对象解释,协助照护对象松开裤带、裤口。

2. 照护者一手托起照护对象腰骶部,另一手将裤腰向下退至臀部以下。

3. 照护者双手分别拉住两裤管口向下将裤子完全脱下。

(四)协助照护对象穿裤子

1. 向照护对象解释,照护者左手臂从裤管口向上套入。

2. 轻握照护对象足踝,右手将裤管向照护对象大腿方向提拉,同法穿好另一裤管,向上提拉裤腰至臀部。

3. 协助照护对象侧卧,将裤腰拉至腰部,平卧,系好裤带(老年人选择松紧带为好)。

(五)协助照护对象穿脱衣服口诀

先脱近侧肢体,后脱远侧肢体,先穿远侧肢体,后穿近侧肢体。

先脱健侧肢体,后脱患侧肢体,先穿患侧肢体,后穿健侧肢体。

(六)协助照护对象穿脱衣服的注意事项

1. 更衣前应温馨提醒照护对象,以消除照护对象紧张情绪,获得照护对象合作。

2. 动作要缓慢、平稳,及时察觉照护对象身体是否不适。

3. 注意保暖,防止受凉,室温以 22～26℃为宜。

思考题

1. 协助照护对象穿脱衣服的口诀是什么?

2. 协助照护对象穿脱衣服的注意事项有哪些内容?

第二节　更换体位与床上移动

一、协助照护对象更换卧位

卧位是照护对象休息和适应医疗照护需要所采取的卧床的姿势。为了检查、治疗和照护的目的,照护对象采取正确的卧位,对治疗疾病、减轻症状、减轻疲劳、增进舒适等均起到良好的作用。老年照护师应熟悉各种卧位,掌握维持舒适卧位的基本要求及方法,协助和指导照护对象采取正确、舒适、安全的卧位。卧床姿势应尽量符合人体力学要求,至少 2 小时进行一次体位变换,每天进行身体各关节的主动运动和被动运动,加强受压部位的照护,预防褥疮的发生。

常用卧位的适用范围及摆放姿势　根据卧位的姿势,可将卧位分为仰卧位、侧卧位、俯卧位、半坐卧位、截石位、膝胸卧位等。如休克者由于有效循环血量减少而取休克卧位。根据卧位的稳定性,可将卧位分为稳定性卧位和不稳定性卧位。稳定性卧位,支撑大、重心低、平衡稳定、感觉舒适,常见的如仰卧位。不稳定性卧位,支撑面小、重心较高、难以平衡,如侧卧位,易造成肌肉紧张、疲劳和不适。根据卧位的自主性,可将卧位分为主动卧位、被动卧位和被迫卧位。主动卧位主要见于正常的照护对象、病情较轻或处于恢复期的照护对象,照护对象能够根据自己的意愿自行改变卧床姿势,从而采取最舒适、最随意的卧床姿势。被动卧位主要见于昏迷、身体极度衰弱的照护对象,照护对象无力自行改变卧床姿势,需要他人帮助安置。被迫卧位是指为了减轻疾病所致的痛苦或因治疗的需要而被迫采取的卧位。照护对象通常意识清楚,具有变换卧位的能力,但因疾病或治疗需要而被迫采取某种卧位。如急性左心衰竭者由于呼吸困难而被迫采取端坐位。

(一)仰卧位

1. 去枕仰卧位

(1)适用范围:硬膜外阻滞或脊髓穿刺者,可防止穿刺后脑脊液从穿刺处漏出而导致颅内压过低引起头痛。此卧位还可用于昏迷或全身麻醉未清醒者,防止呕吐物误入气管而引起窒息或吸入性肺炎等肺部并发症。

(2)姿势:将枕头撤去,头部与躯干基本在同一平面上,头偏向一侧,两臂伸直,自然放置。将枕头横放在床头,床尾放软枕(防止足下垂)(图4-1)。

2. 中凹卧位

(1)适用范围:休克者。将头胸部抬高,可使膈肌下降,有利于呼吸;将下肢抬高,有利于静脉回流而缓解休克症状。

(2)姿势:头胸部抬高 10°～20°,下肢抬高 20°～30°(图 4-2)。

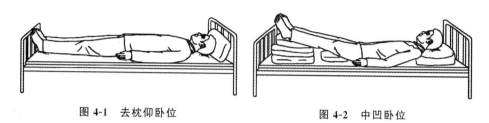

图 4-1　去枕仰卧位　　　　　　　　图 4-2　中凹卧位

3. 屈膝仰卧位

(1)适用范围:腹部检查(使腹部肌肉放松,便于检查)、接受导尿、会阴冲洗等。

(2)姿势:照护对象仰卧,头下垫一枕,两臂自然放于身体两侧,两膝屈起,并稍向外分开(图 4-3)。

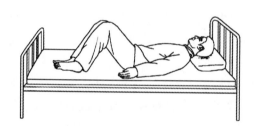

图 4-3　屈膝仰卧位

(二)侧卧位

1. 适用范围　灌肠、肛门检查、臀部肌内注射(上腿伸直,下腿弯曲)、胃镜检查(左侧卧位,便于沿胃小弯走行入胃)、肠镜检查。仰卧位与侧卧位交替,还可用于预防褥疮,避免局部组织长期受压。

2. 姿势　照护对象侧卧,两臂屈肘,一手放在枕旁,一手放在胸前的软枕上,上腿弯曲,下腿稍伸直,在两膝间放一软枕,后背放一软枕。放置软枕的目的是增加稳定性,使照护对象感到舒适和安全(图 4-4)。

(三)俯卧位

1. 适用范围　胃肠胀气所致的腹痛,腰背部检查或胰、胆管造影检查,腰、背、臀部有伤口或脊椎手术后而不能仰卧或侧卧的照护对象。

2. 姿势　照护对象俯卧,头偏向一侧,双臂屈曲置于头两侧,两腿伸直,胸下、髋部及踝部各垫一软枕(图 4-5)。

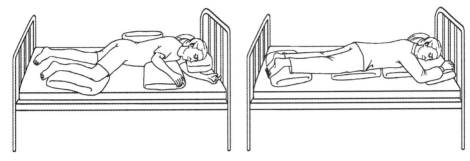

图 4-4　侧卧位　　　　　　　　　　　　图 4-5　俯卧位

(四)半坐卧位

1. 适用范围　恢复期体质虚弱的照护对象,采用该体位有利于向站立位过渡。腹腔、盆腔手术后或有炎症的照护对象,采取该体位可使腹腔渗出液流向盆腔,使感染局限,防止感染向上蔓延引起膈下脓肿,且腹部术后采用该体位还可减轻腹部切口缝合处的张力,从而利于伤口愈合。心肺疾病所致的呼吸困难者,采用半坐卧位可缓解呼吸困难症状。面部、颈部手术后的照护对象,采用半坐卧位可减少局部出血。

2. 姿势　照护对象仰卧位,先把床头摇高 30°～50°,再摇起膝下支架,防止照护对象下滑,床尾置一软枕垫于照护对象足下。放下时,先摇平膝下支架,再摇平床头支架(图 4-6)。

(五)端坐位

1. 适用范围　急性肺水肿、心包积液、心力衰竭及支气管哮喘发作者。

2. 姿势　扶照护对象坐起,用床头支架或靠背架将床头抬高 70°～80°,照护对象身体稍向前倾,床上放一跨床小桌,桌上放软枕,供照护对象伏桌休息;膝下支架抬高 15°～20°,足下放软枕(图 4-7)。

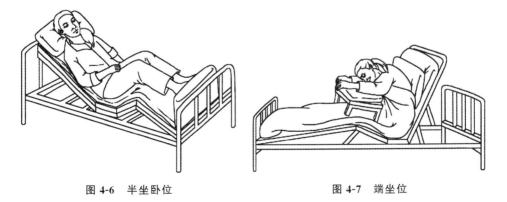

图 4-6　半坐卧位　　　　　　　　　　图 4-7　端坐位

(六)头低足高位

1. 适用范围　肺部、十二指肠引流,有利于液体流出。下肢牵引的照护对象(如胫骨牵引、跟骨牵引),可利用人体重力作为反牵引力。此卧位会使照护对象感到不舒适,不宜长时间使用,尤其注意的是颅内高压者禁用该卧位。

2. 姿势　照护对象仰卧位,将一软枕立于床头,将床尾垫高15～30cm(图4-8)。

(七)头高足低位

1. 适用范围　颈椎骨折者进行颅骨牵引、颅脑手术后可用来预防脑水肿。

2. 姿势　照护对象仰卧位,床头垫高15～30cm,床尾横立一枕以防止足底触及床栏(图4-9)。

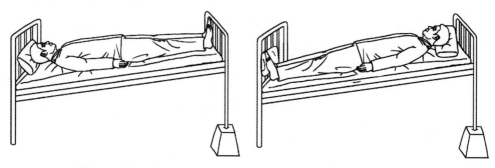

图 4-8　头低足高位　　　　　　　　图 4-9　头高足低位

(八)膝胸卧位

1. 适用范围　用于进行肛门、直肠、乙状结肠镜检查及治疗的照护对象。

2. 姿势　照护对象跪卧,头转向一侧,两臂屈肘,放于头的两侧,两小腿稍分开放平,大腿与床面垂直,胸贴床面,腹部抬起悬空(图4-10)。

(九)截石位

1. 适用范围　可用于会阴、肛门部位的检查、治疗或手术,如膀胱镜检查等。

2. 姿势　照护对象仰卧在特殊的检查床上,两手放在身体两侧或胸前,双腿分开,置于支腿架上,臀部置于床沿。选用该体位时注意遮挡照护对象并为其保暖(图4-11)。

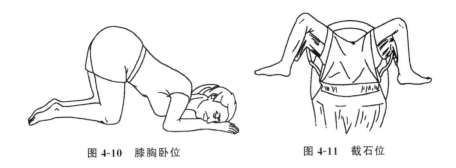

图 4-10 膝胸卧位   图 4-11 截石位

二、协助照护对象翻身侧卧

很多照护对象因为伤病需要长期卧床,无法自行变换体位或起床活动。长期卧床会导致身体重量长期压迫某处组织,影响该处的血液循环,导致褥疮。因此,老年照护师应定期协助照护对象进行体位转换,预防并发症的发生。协助翻身侧卧,即协助不能自行更换体位的照护对象由仰卧位转换为侧卧位(图4-12),增进照护对象的舒适感,有效预防褥疮、坠积性肺炎等并发症,便于进行治疗照护,如背部皮肤照护、更换床单等。

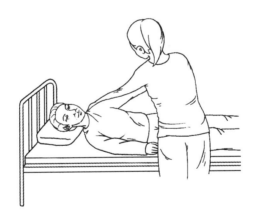

图 4-12 协助照护对象翻身侧卧

(一)准备工作

1. 自身准备 衣帽整洁,洗净并温暖双手,戴口罩。

2. 环境准备 室内整洁、温暖、无对流风。

3. 用物准备 3 个软枕、翻身记录卡、笔等。

(二)操作程序

1. 向照护对象解释操作的目的、过程及配合注意事项,取得合作。

2. 拉上对侧床档后,松开被尾,妥善安置各种导管,必要时将盖被折叠放在床尾或床的一侧。

3. 老年照护师协助照护对象摆放姿势

(1)非偏瘫者:老年照护师站在照护对象一侧,协助照护对象仰卧,照护对象环抱双臂并放于胸前(环抱双臂并放于胸前,可防止重心分散,减少摩擦力,容易翻身;同时,也可避免翻身时将手臂压在身下),向右翻身时,右臂在下左臂在上,向左翻身时与之相反。

(2)偏瘫者:协助照护对象头偏向健侧,健侧手拉住患侧手,两臂交叉环抱并放于胸前。

4. 将枕头移到近侧,慢慢将照护对象的头部移到枕头上。

5. 老年照护师一手放在照护对象腰下,另一手放在照护对象臀下,将照护对象的身体移向近侧。

6. 老年照护师转到对侧,协助照护对象双腿屈膝(如是偏瘫者,用健侧足压住患侧足以助侧卧),两腿立于床面。老年照护师一手扶住照护对象肩部,另一手扶住膝部(如是偏瘫者,另一手扶住髋部,同时用肘部固定患侧膝部),借助身体重心和膝关节、肩部两个支点的作用,协助照护对象面向自己翻身侧卧。

7. 翻身侧卧后,按照侧卧位要求,协助照护对象两臂屈肘,一手放于胸前,一手放于枕旁,下腿稍伸直,上腿弯曲,在照护对象两膝间、背后、胸前放置软枕,以扩大支撑面。拉上床档,增进照护对象的舒适和安全。

8. 记录翻身时间和皮肤情况。

(三)注意事项

1. 帮助照护对象翻身时,切忌拖、拉、推等动作,应将照护对象的身体稍抬起后再移动,以免擦伤皮肤。翻身后帮助照护对象调整好卧位,用软枕垫好背部及膝下,以维持舒适位。两人协助翻身时,动作应协调、轻稳。

2. 根据病情及皮肤受压情况确定翻身间隔时间,一般情况每 2 小时至少翻身 1 次,如发现皮肤发红或破损,应及时处理并增加翻身次数,同时做好交接班工作。

3. 注意节力原则,操作时老年照护师应两足分开以扩大支撑面,屈膝保持身体稳定性,翻身时尽量让患者靠近老年照护师,以减小阻力。

4. 对于有引流管、输液装置等特殊情况者,翻身时应妥当安置,翻身后仔细检查管道是否脱落或受压阻塞。

三、协助照护对象床上移动

协助照护对象床上移动包括以下几种情况:协助移向床头、协助移向床边、协助坐起、协助站立、协助床-轮椅转移、协助床-平车转移。

(一)协助卧床的照护对象移向床头

卧床的照护对象可能会出现滑向床尾的情况,尤其是采取半坐卧位时。当照护对象不能自行移动时,需要老年照护师协助其移向床头,恢复正确而舒适的卧位。

1. 准备工作

(1)自身准备:衣帽整洁,洗手,戴口罩。

(2)环境准备:室内温暖,无对流风。

(3)用物准备:软枕。

2. 操作程序

(1)向患者解释操作的目的、过程及配合注意事项,取得合作。

(2)松开床尾,使照护对象呈去枕仰卧位,枕头横立于床头,避免照护对象头部受伤。

(3)使照护对象环抱双臂并放于胸前(如照护对象上肢能配合用力,让照护对象双手握住床头栏杆),协助照护对象双膝屈曲,两小腿立于床上。

(4)协助移动

1)一人法,适用于体重较轻或恢复期的照护对象。老年照护师站在照护对象上半身对角线的延长线上,双足分开,一足在前一足在后。一手经照护对象颈后伸到对侧腋下,另一手托住照护对象臀部,嘱照护对象双足用力蹬床面,同时老年照护师用力将照护对象身体抬起向床头移动。如图 4-13 所示。

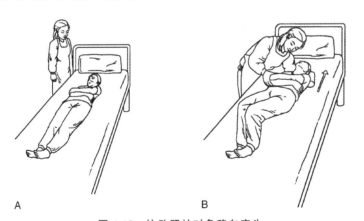

A　　　　　　　　　　B

图 4-13　协助照护对象移向床头

A. 老年照护师站立位置;B. 协助照护对象移向床头

2)二人法,适用于体重较重或病情较重的照护对象。两名老年照护师分别站在床的两侧,对称地托住照护对象的颈肩部和臀部,或一人托肩、腰部,另一人托臀部和腘窝,两人配合抬起照护对象并移向床头,照护对象的头部应给予托扶。

(5)放回枕头,照护对象的头部移回枕头上,取舒适卧位,整理床单位。

3. 注意事项 协助照护对象移向床头,避免撞伤照护对象的头部,不可拖拉,以免擦伤皮肤,照护对象的头部应给予托扶。操作时,老年照护师应注意节力原则。

(二)协助卧床的照护对象移向床边

在协助卧床的照护对象翻身侧卧等操作中,首先需要将照护对象移向床边。

1. 准备工作

(1)自身准备:衣帽整洁,洗手,戴口罩。

(2)环境准备:室内温暖,无对流风。

2. 操作程序

(1)向照护对象解释操作的目的、过程及配合注意事项,取得合作。

(2)协助移向床边

一人协助,采用分段移位法,如图 4-14 所示。老年照护师站在照护对象身体一侧,协助照护对象环抱双臂并放于胸前(向右翻身时,右臂在下,左臂在上;向左翻身时相反)。将枕头移到近侧,慢慢将照护对象的头部移至枕头上。老年照护师两腿分开 10～15cm,屈膝以降低重心,保持平衡。一手经照护对象颈下抱住其对侧肩部,另一手经臂下抱住其对侧髋部,将照护对象的上半身移向近侧。一手经臂下抱住其对侧髋部,另一手抱住腘窝部位,将照护对象的下半身移向近侧。

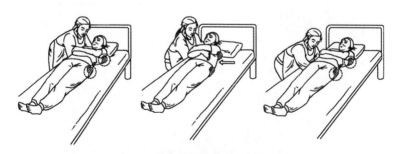

图 4-14 一人协助照护对象移向床边

二人协助,两名老年照护师站在床的同侧,协助照护对象环抱双臂并放于胸前。将枕头移至近侧,并将照护对象的头部移至枕头上。一人托住照护对象的颈肩部和腰部,另一人托住其臀部和腘窝部,两人同时抬起照护对象并移向近侧。

（3）协助照护对象取舒适卧位,整理床单位。

3. **注意事项**　与协助照护对象翻身侧卧相同。

（三）协助照护对象坐起

老年照护师在协助照护对象乘坐轮椅外出、下床活动等情况下,首先需要协助卧床的照护对象坐起。

1. **准备工作**

（1）评估:观察并询问照护对象的身体状况,确定能否顺利坐起。

（2）自身准备:着装整齐,洗净并温暖双手。

（3）物品准备:如果外出,备好外衣、鞋、助行器等必要物品。

（4）为照护对象穿好衣服,向照护对象做好解释,征得其同意及配合。

2. **操作程序**　协助照护对象各种坐起的操作程序。

（1）扶助照护对象从床上坐起:抬高床头 60°,如果是坐移到床边,先按照"移向床边"的方法将照护对象的身体移向一侧床边。老年照护师站在照护对象右侧,双腿分开、屈膝（重心放低）。一手经其颈下抱住照护对象对侧肩,另一手扶住照护对象对侧髋关节部位,使照护对象身体翻动略侧向自己,用手压住照护对象右侧肘关节做支撑点,沿自然坐起的运动曲线协助照护对象坐起,如图 4-15 所示。

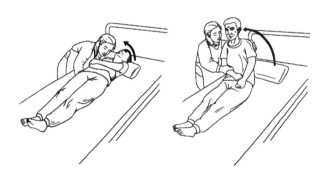

图 4-15　扶助照护对象坐起

（2）协助偏瘫的照护对象借助床档坐起:抬高床头 60°,如果是坐移到床边,先按照"移向床边"的方法将照护对象的身体移向一侧床边。协助照护对象将患侧手置于胸前,健侧下肢略屈曲,头偏向将要翻身的方向,健侧手抓住床档,身体翻向健侧,健侧肘部支撑体重,腹部、臀部、下肢顺应翻转方向,沿头部运动曲线坐起,两足放在床下,上身坐起,双足稳妥地踏在地上。

（3）借助绳子坐起：拴绳子于床的适当位置，为了照护对象的双腿能用上力，足底垫木板或其他硬物，方法同"借助床档坐起"，用力拉绳坐起。

（四）协助照护对象站立

老年照护师在协助照护对象移到轮椅上或下床活动等情况下，协助卧床者坐起后，即需要协助其站立。

1. 准备工作

（1）评估：观察并询问照护对象的身体状况，确定能否顺利站起。

（2）自身准备：着装整齐，洗净并温暖双手。

（3）物品准备：如果移动到椅子或轮椅车上，备好必要的物品。

2. 操作程序

（1）为照护对象穿好衣服和鞋袜，向照护对象做好解释，征得其同意及配合。

（2）在协助照护对象坐稳的基础上，使照护对象两足向后回收并略分开，照护对象的手臂扶在老年照护师的肩上或在老年照护师颈后交叉相握。老年照护师屈膝，右腿伸到照护对象两腿间，抵住照护对象患侧膝部，形成良好固定，两手臂环抱照护对象腰部并夹紧，两人身体靠近，照护对象的身体前倾并靠在老年照护师的肩部，老年照护师向上用力协助照护对象站起。

（3）轻轻向前扶正照护对象的腰部，保持稳定姿态。

（五）协助照护对象进行床—轮椅转移

1. 准备工作

（1）评估：观察并询问照护对象的身体状况，确定能否顺利移动。

（2）自身准备：着装整齐，洗净并温暖双手。

（3）环境准备：周围环境宽敞，无障碍物。

（4）物品准备：轮椅完好，处于备用状态；必要时备毛毯及外出物品。

2. 操作程序

（1）为照护对象穿好衣服和鞋袜，向照护对象做好解释，征得其同意及配合。

（2）将轮椅靠近照护对象的身体健侧，轮椅与床呈 30°～45°，踩下轮椅车闸，以固定轮椅（图 4-16）。

（3）需用毛毯保暖时，将毛毯平铺在轮椅上，毛毯上端高过照护对象颈部15 cm 左右。

（4）扶照护对象在床沿上坐稳，老年照护师使用"协助照护对象站立"的方法，使照护对象站起并身体前倾靠在老年照护师肩部。

（5）老年照护师以自己的身体为轴转动，顺势将照护对象稳妥地移至轮椅或椅子上。如果照护对象健侧上肢有力,可嘱照护对象用靠近轮椅的健侧手,扶住轮椅外侧把手,老年照护师用腿抵住照护对象患侧膝部,协助其转身坐入轮椅中(图 4-17)。

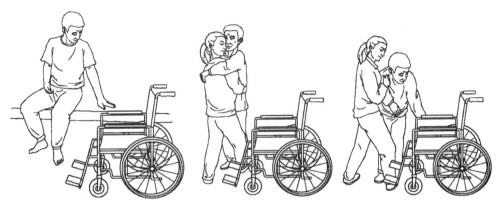

图 4-16 轮椅摆放位置　　　　　图 4-17 协助照护对象坐入轮椅

(6)嘱照护对象扶好轮椅扶手,老年照护师绕到轮椅后方,两臂从照护对象的背后两肋下插入,将照护对象的身体向后移动,使身体坐满轮椅座位,头及背应向后靠,并抓紧扶手,以免发生意外。

(7)翻下足踏板,双足踏于足踏板上。

(8)如外出寒冷,需包裹毛毯时,将毛毯上端边向外翻折 10cm,围在照护对象颈部,用别针固定,将毛毯围裹双臂做成两个袖筒,并用别针固定在腕部,再用毛毯围好上身,用毛毯将双下肢和双腿包裹。整理床单位后即可推轮椅外出。

(9)外出归来后,推轮椅至床边,使椅背与床尾平齐,照护对象面向床头制动车闸,翻起足踏板,去别针,协助照护对象站起、转身、坐于床沿。协助照护对象脱去鞋子及外套等。

(10)协助照护对象取舒适卧位,盖好盖被,推轮椅回原处放置,需要时记录。

(六)协助照护对象床—平车转移

对于神志不清、有严重功能障碍等症状无法自己移动的照护对象,或是由于治疗和检查而需要保持安静的照护对象需要平车运送出入去做各种检查、治疗等。使用平车时应评估照护对象的体重、躯体活动情况、病情与理解合作能力、平车性能是否良好等。

1. 准备工作

(1)自身准备:着装整洁,洗净并温暖双手。

（2）环境准备：宽敞，便于操作。

（3）物品准备：检查平车是否完好，平车上置被单和橡胶单包好的垫子与枕头、毛毯或棉被。

（4）照护对象：向照护对象做好解释并征得同意，安置好照护对象身上的导管，移开床旁桌椅。

2. 操作程序　根据照护对象的体重及病情选择适当的搬运法。

（1）挪动法：适用于病情许可、能在床上配合活动的照护对象（图4-18）。松开盖被，将平车紧靠床边，大轮朝向床头，将闸制动，调整床或平车的高度，使两者平齐。老年照护师抵住平车，协助照护对象采用分段移位法，将上半身、臀部、下肢依次向平车挪动，让照护对象的头部卧于大轮端（回床时，先助其移动下肢，再移动上肢）。协助照护对象躺好，用被单或盖被包裹，先包裹足部，后包裹两侧，露出头部。

（2）一人搬运法：适用于上肢活动自如、体重较轻者（图4-19）。将平车推到照护对象床旁，使平车头端与床呈钝角，闸制动，松开盖被，老年照护师两腿分开，屈膝使重心放低，一手臂自照护对象腋下插入抱紧其远侧肩部，另一手臂自照护对象大腿下伸出抱紧其两腿，叮嘱照护对象的双臂在老年照护师的颈后交叉。抱起照护对象，移步轻轻地放在平车上，使之卧于平车中央，盖好盖被。

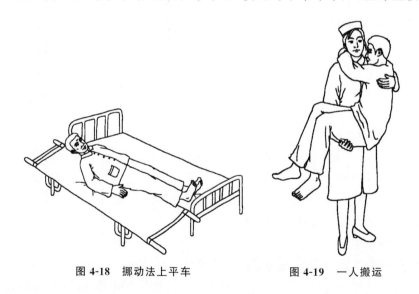

图4-18　挪动法上平车　　　　　图4-19　一人搬运

（3）二人搬运法：适用于不能自行活动、体重较重者（图4-20）。将平车推至床旁，平车头端靠近床尾，与床尾成钝角，用制动闸制动。松开盖被，老年照护师甲、乙二人站在床同侧，协助照护对象上肢交叉于胸前。甲两手臂分别托住照护对象的颈肩部和腰部,乙两手臂分别托住照护对象的臀部和双腿,两人同时抬起照护对象至近侧床缘,再同时抬起照护对象,两人步调协调一致,呈扇面打开状移动,将照护对象平稳地移到平车上,使之卧于平车中央,盖好盖被。

(4)三人搬运法:适用于不能自行活动、体重超重的照护对象(图4-21)。将平车推至床旁,平车头端靠近床尾,使平车与床尾成钝角,用制动闸制动。松开盖被,老年照护师甲、乙、丙三人站在床同侧,协助照护对象将上肢交叉于胸前,老年照护师甲托住照护对象的头、颈、肩部,老年照护师乙托住照护对象的背、腰、臀部,老年照护师丙托住照护对象的膝部及双足。由甲发令,三人同时抬起照护对象至近侧床沿,使照护对象身体稍向老年照护师倾斜,三人步调协调一致,呈扇面打开状移动,使照护对象平稳地移到平车上,卧于平车中央,盖好盖被。

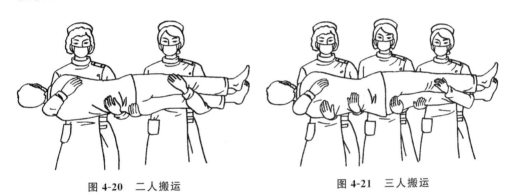

图 4-20 二人搬运　　　　　　　　　　　图 4-21 三人搬运

(5)四人搬运法:适用于病情危重或颈椎、腰椎骨折者(图4-22)。移开床头桌椅,将结实的中单平铺在照护对象身下腰部、臀部的部位,平车与床并排靠紧,平车头端靠近床头,将闸制动。老年照护师甲站于床头,托住照护对象的头、颈、肩部;老年照护师乙站在床尾托住照护对象的两腿;丙、丁分别站于床侧及平车侧,将中单卷至照护对象身旁,双手紧紧抓住中单四角,由甲发出口令,四人同时将照护对象抬起,平稳地移到平车中央,盖好盖被。

(6)用毛毯或盖被包裹照护对象(图4-23),整理床单位,松闸,推照护对象至指定地点。推送照护对象时,小轮在前,以便于转弯。推车行走时不可过快,上下坡时照护对象的头部应在高处一端,以减少不适。进出门时,应将门打开,避免碰撞引起振动造成照护对象不适或损坏车物。

3.注意事项

(1)搬运时,老年照护师两足前后分开,扩大支撑面,两腿屈膝,降低重心,便于转身。

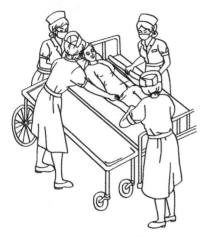

图 4-22　四人搬运

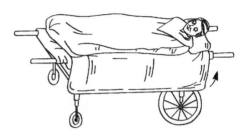

图 4-23　包裹照护对象

（2）多人搬运时，老年照护师由床头按身高顺序排列，高者站在照护对象头端，使照护对象处于头高位，以减轻不适。照护对象应尽量靠近搬运者，以减轻身体重力线的偏移程度，减少阻力。

（3）推车时，老年照护师应站在照护对象头侧，便于观察照护对象的情况。

（七）协助照护对象翻身拍背

1. 让照护对象取侧卧位或坐位。

2. 照护者左手扶住照护对象肩膀；右手掌屈曲成杯状，手腕微屈成150°。

3. 由外向内，由下向上，有节奏地轻轻拍打背部或胸前壁。

4. 不可用掌心或掌根。

5. 拍打时用腕力或肘关节力，力度应均匀一致，以照护对象能忍受为度。

6. 通过拍背，使支气管、细支气管内的痰液因振动而产生咳嗽反射。

7. 鼓励照护对象进行咳嗽及深呼吸，便于痰液由小气管到大气管咳出。

思考题

1. 平车搬运照护对象时的注意事项有哪些？

2. 协助照护对象翻身拍背的方法有哪些？

第三节　跌倒的预防及照护

跌倒是指突发、不自主的、非故意的体位改变，倒在地上或更低的平面上。

是老年人最常见也是最严重的安全问题之一,因此,预防跌倒是照护人员不可忽视的工作内容。

一、跌倒的因素

(一)内在的原因

1. 年龄上的生理变化:由于年龄增加,导致行动迟缓,应变能力及肢体的活动协调性减退。

2. 大脑认知的损伤,不安全的身体状况。

3. 疾病的影响:如视力减退、白内障、视野缩小、感官知觉变迟钝、听力减弱。

4. 小脑、内耳平衡失调,功能渐退,触觉与感觉减弱,肌肉紧张性增加。

5. 骨质疏松、直立性低血压。

6. 脑血管意外、心脏病、帕金森病引起的步履不稳、平衡不良、老年痴呆症认知能力失调。

(二)外在的原因

1. 不安全的环境所引发的意外。如地面或地毯不平整,厕所和浴室地面湿滑,厨房地面油腻,地板花纹过多以致出现视觉差。

2. 不合体的衣物,如睡衣过长或裤子过长,鞋子不合适或穿拖鞋所致。

3. 老年人的床铺过低或过高,厕所的坐便器过低或过高。

4. 过频地更换家具摆放的位置,室内障碍物过多,浴室或楼梯缺少扶手。

5. 因天黑视物不清,室内光线暗淡或不适当的照明。

6. 环境的改变:老年人未能适应新环境的转变,如迁往新居、养老院、医院等。

二、跌倒后致外伤的种类

1. 挫伤　老年人跌倒时,受到钝器或厚重物品的撞击,造成皮下组织损伤,出现局部淤血、肿胀、瘀斑或形成血肿。

2. 擦伤　老年人跌倒时,被粗糙物品或地面的砂石、水泥摩擦局部,造成机体组织表皮剥脱,表面创面有擦痕、出血点和渗出少许血液。

3. 扭伤　老年人跌倒时,外力作用在机体的某关节部位,使关节异常扭曲,超过正常的生理范围,造成关节组织的损伤,表现为关节肿胀和运动障碍。

三、跌倒后的急救措施

发现老年人跌倒后,不要急于移动,使之就地处于自然安全体位。

1. 迅速检查受伤部位

(1)观察皮肤有无出血、淤血、肿胀等异常情况。

(2)对于神志清醒者,询问跌倒的过程,最先落地的部位及疼痛部位。

(3)检查受伤部位有无肿胀、淤血、压痛或畸形等情况,如老年人肢体活动有异常,有可能发生骨折,应及时报告医师。

(4)在检查肢体和软组织损伤的同时,注意是否有内脏的损伤,注意观察老年人有无头痛、恶心、呕吐、腹痛、胸痛等,如发现有异常,及时转院就诊。

2. 局部的简单处理

(1)如发现伤口大量出血,迅速止血,可采用压迫止血法。

(2)擦伤或浅表的伤口用生理盐水冲洗表面污物,然后用75%乙醇或碘伏进行伤口皮肤的消毒处理,并包扎。较大的伤口经上述处理后,送医院进一步检查及处理。

(3)发现局部挫伤或扭伤时,早期给予冷敷,必要时送医院进一步诊治。

(4)出现骨折,及时给予固定,转送医院诊治。

四、跌倒后的注意事项

1. 发现老年人跌倒,要先进行现场急救,在未明确伤情时,勿急于搀扶老年人起身或挪动,以免引起不良后果。

2. 如摔倒的老年人已意识不清且有呕吐,应将其头部转向一侧,以防呕吐物误吸,引起窒息。

3. 注意观察有无外耳道流血现象。

4. 如是局部挫伤或扭伤红肿,切忌立刻做热敷或局部按摩,在外伤初期24小时内可冰敷,嘱其多休息,少活动。

5. 老年人由于骨质疏松,易发生手腕部的桡骨、尺骨骨折和大腿的股骨颈骨折。

6. 搬动时最好选择多人搬运法,同时扶住其头部、腰背部、臀部、腿脚部搬动,注意动作要一致、缓慢、平稳。

五、坠床

年龄>75岁、认知意识异常、视觉异常(眼科疾病、白内障、青光眼等)、有精神疾病(躁动、重度抑郁等)、缺乏照顾,需要协助或有跌倒、坠床病史者均为高危人群。

预防跌倒、坠床的措施如下。

1. 选择合适的裤子(不要过长),并穿防滑鞋,切勿赤足。

2. 湿性拖地后减少不必要的走动,以防不慎跌倒。

3. 睡觉时如有床档的要将床档拉起,若需下床,应先将床档放下,切勿翻越,离床活动时应有照护人员帮助。

4. 当被照护对象服用催眠药或感头晕、血压不稳时,下床前先坐于床沿,再由照顾者扶下床。

5. 告知照护对象行走时如出现头晕、黑矇,下肢无力、步态不稳和不能移动时,应立即原地坐(蹲)下或靠墙,并呼叫他人帮助。

6. 改变体位应遵守"三部曲"即平卧 30 秒、坐起 30 秒、站立 30 秒再行走,避免突然改变体位,尤其是在夜间。

7. 可将照护对象常用的物品放置在随手易取之处,以便于取放。

8. 使用轮椅时,在照护对象上车、上轮椅或上床时,都要先确定锁好轮子,防止滑动。

9. 当照护对象有躁动、不安、意识不清时,应将床档拉起,并给予约束保护。

思考题

1. 跌倒后的急救措施是什么?
2. 预防跌倒、坠床的照护措施是什么?

第四节　助行器使用

常用的助行器包括手杖、拐杖、步行器和轮椅 4 种。

一、手杖

手杖(图 4-24)是一种手握式的辅助用具,常用于不能完全负重的残障者或老年人。手杖可为木制或金属制,木制手杖的长短是固定的,不能调整。金属制手杖可依身高来调整。

(一)手杖的种类及适用对象

1. 普通手杖(图 4-24A)　普通手杖整体呈 f 形,轻便简单、携带方便,适用于握力好、上肢支撑力强的患者,如一般行动不便的老年人。

2. 支架式手杖(图 4-24B)　支架式手杖的特点是上端有支撑手腕的装置,可固定腕部和前臂。适用于腕部支撑力弱或腕关节强直的老年人。

3. T 字形手杖(图 4-24C)　T 字形手杖的特点是上端呈 T 字形。有些 T

字形手杖带软环,加大了手杖与手的接触面积,从而增加了行走时的稳定性。

4. 四脚式手杖(图 4-24D)　手杖下端有 4 个支点,进一步增加了稳定性。适用于稳定性和平衡能力差的老年人,如臂力较弱或上肢患有震颤麻痹者。但此种手杖携带不便,且在不平坦的道路上难以使用。

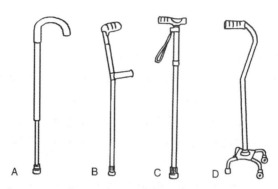

图 4-24　手杖的种类

A. 普通手杖;B. 支架式手杖;C. T 字形手杖;D. 四脚式手杖

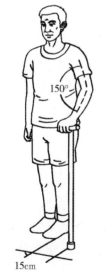

图 4-25　手杖长度的确定

(二)手杖的使用

1. 准备工作

(1)选择合适照护对象的手杖类型。

(2)调节手杖高度,应是手臂下垂时从地面到手腕的高度。

(3)使用手杖时,肘弯曲角度以 150°为宜。手杖下端着力点在同侧足旁 15cm 处。如图 4-25 所示。

(4)为照护对象选择质地柔软的服装和舒适防滑的鞋子,便于其行走。

(5)协助照护对象活动肢体,尤其是下肢,做好站立和行走的准备。

(6)向照护对象说明,行走时步调与手杖配合,协助练习步态协调性及膝部抬起的高度。

2. 操作步骤

(1)指导照护对象使用手杖自行行走(三点步行)(图 4-26)。双足并拢,重心移到健侧足上,把手杖向前挂出一步远。手杖的下端着力点在同侧足旁 15cm 处。向前迈出患侧足,放在平地上。身体重心缓慢移到手杖和患侧足上,健侧足前移,两足平齐后开始下一个循环。最初训练时可按照"手杖—患侧—

健侧"的顺序练习。无论向哪个方向移动,都要先移动手杖,调整好重心后再移动脚步。

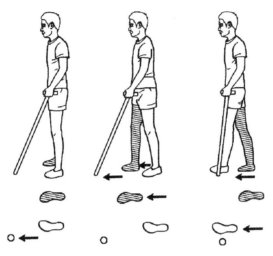

图 4-26　三点步行(阴影部分为患侧)

(2)指导照护对象使用手杖自行行走(两点步行)(图 4-27),同时伸出手杖和患侧足并支撑体重,再迈出健足,手杖与患侧足作为一点,健侧足作为一点,交替支撑体重的步行方式。

(3)上、下台阶的方法:上台阶时,首先把手杖放在上一个台阶上,然后上健侧足,移动重心在健侧足上,再跟上患侧足。下台阶时,手杖先放在下一个台阶上,先下患侧足,再跟下健侧足。

(4)过障碍物:尽可能靠近障碍物后,将手杖挂到障碍物的前方,先迈出患侧足,调整重心后,再跟进健侧足。

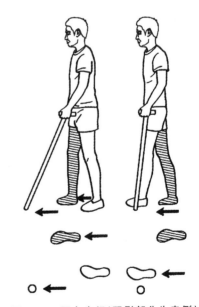

图 4-27　两点步行(阴影部分为患侧)

(5)协助使用手杖的照护对象行走:对于体质较弱的照护对象,在其使用手杖时,老年照护师应协助照护对象行走。

照护对象患侧挂手杖,老年照护师从后方将手伸入照护对象腋下,拇指放在腋窝后,用手支托照护对象腋下,手背按住胸廓起到固定的作用。协助偏瘫者从椅子上坐起时,常应用此法。

一般扶住老人的患侧上肢,防止老人向患侧或后方跌倒。

照护对象健侧挂手杖,老年照护师一手扶住照护对象肩部,另一手提拉照护对象裤带,防止照护对象身体倒向前侧或两侧。

3. 注意事项

(1)手杖的底端应加橡皮底垫,以增强手杖或拐杖的摩擦力和稳定性来预防照护对象跌倒,橡胶底垫应有吸力、弹性好、宽面、有凹槽。

(2)手杖的底端应经常检查,确定橡皮底垫的凹槽能产生足够的吸力与摩擦力,而且紧拴于手杖的底端。

(3)无论向哪一个方向移动,都要先移动手杖,调整好重心后再移动脚步。

(4)手杖与步调要协调,照护对象没有完全适应使用手杖前,老年照护师要协助。

(5)道路不平整或移动距离较长时,不宜使用手杖。

二、拐杖/腋杖

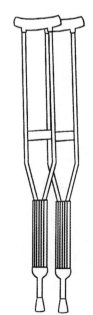

拐杖(图4-28)是用于下肢残疾及下肢疾病者长距离行走的辅助用具。其作用是支撑体重、保持平衡、锻炼肌力、辅助行走。适用于下肢骨折、下肢无力、平衡障碍等老人。为了保证老人的安全,拐杖的长度必须与老人的身高相适宜。使用时应调整拐杖,将全部的螺丝拧紧,老人身体直立,双肩放松,用手握紧把手,肘关节自然弯曲。不正确的姿势会引起背部肌肉酸痛、劳损。另外,不合适的拐杖也会导致腋下受压造成神经损伤、手掌挫伤后跌倒。拐杖有腋下和手腕两处支撑,稳定性较手杖好,适用于下肢肌张力弱、关节变形或下肢骨折不能支撑体重者。使用拐杖时需要足够的臂力支持,所以一定要评价照护对象是否具备使用拐杖的条件。拐杖的使用方法如下。

(一)准备工作

1. 根据照护对象的具体情况选择使用单侧或双侧拐杖。

2. 检查拐杖,确保其性能良好。

3. 调节拐杖高度,以照护对象身高的 77% 为宜(或站立时拐杖上端到腋窝下 3～4 横指的高度),下端着地点为同侧足前外方 10cm 处。拐杖上端接触腋窝处要有软垫,下端要有防滑

图 4-28　拐杖

橡胶帽。

4. 为照护对象选择质地柔软的服装和舒适防滑的鞋子,便于照护对象行走。

5. 协助照护对象活动肢体,尤其是下肢,做好站立和行走的准备。

(二)操作步骤

照护对象手握住拐杖,将拐杖上端放于腋下,支撑上身。挂拐杖时,肘部适宜的弯曲角度为150°。

1. 四点步行法　先伸出左侧拐杖,迈出右足,再伸出右侧拐杖,最后迈出左足。

2. 三点步行法　先将两侧拐杖同时伸出,双侧拐杖先落地,后迈出患侧足,最后再将健侧足伸出。

3. 二点步行法　一侧拐杖和对侧足作为第一着地点同时移向前方,另一侧拐杖和另一足再向前伸出作为第二着地点。

4. 摆过步(图 4-29)　两侧拐杖同时伸向前方,身体重心移向前方。用拐杖支撑,悬空身体,借助人体重力,两腿向前甩动约 30 cm,不能向前甩动过远,否则会失去重心而跌倒。着地平稳后,再同时移动拐杖到身体两侧,使用者在没有达到熟练之前,应由专人看护,以免跌倒受伤。

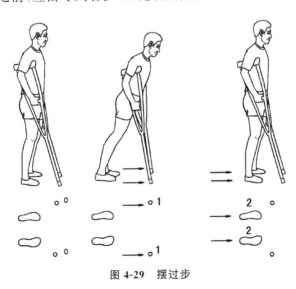

图 4-29　摆过步

(三)注意事项

1. 使用拐杖时,照护对象意识必须清醒,一般情况良好、稳定。

2. 照护对象宜穿平底鞋,衣服要宽松合身。

3. 照护对象的手臂、肩部或背部应无伤痛,以免影响手臂的支撑力。

4. 照护对象在没有达到熟练使用前,老年照护师要陪伴在旁,以免照护对象跌倒受伤。

三、步行器

步行器(图 4-30)适用于肌张力弱、行走时稳定性差的老人。步行器与手杖相比稳定性强,更为安全。使用前提是照护对象要有判断力和较好的视力,在步行器的支持下能够行走,不会发生危险。有的步行器还需使用者有较强的臂力。老年照护师要根据照护对象的实际情况选择不同的步行器。

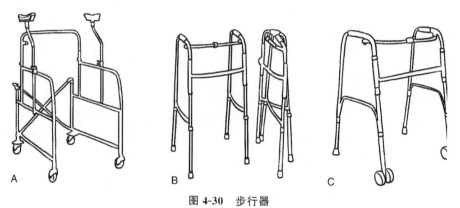

图 4-30　步行器
A. 四轮式步行器;B. 提抬式步行器;C. 两轮式步行器

(一)步行器的种类及适用对象

1. 四轮式步行器　适用于迈步有困难的老人。因有轮子,可随时拉动到床旁,让老人缓慢移至步行器。但由于轮子容易滑动,用力方向不对时,老人有可能扑出而发生危险,要特别注意。

2. 提抬式步行器　与四轮式步行器相比,提抬式步行器稳定性强,行走时老人要提起步行器放到自己正前方的适宜位置,再向前移动身体。站立时具有稳定性的老人才可应用此种步行器。

3. 两轮式步行器　介于四轮式步行器和提抬式步行器之间,取以上两种步行器的优点,行走时先使用轮子部分将步行器前移,身体移动时用步行器的支点着地,既具有稳定性,也方便推移。

(二)步行器的使用

1. 准备工作

(1)根据照护对象的身高和需要调节步行器的高度,一般以照护对象上臂弯曲 90°为宜。

（2）检查步行器是否完好,连接处有无松动。确保性能良好后才可使用。

2. 操作步骤

（1）照护对象平稳站立后,让照护对象将前臂放在步行器扶手上以支撑部分体重,身体略向前倾,以减少下肢承重。

（2）照护对象身体平衡后再缓慢小幅度步行。使用两轮式步行器时提起步行器后部向前推进,双下肢交替迈步;使用四轮式步行器时,双手握持扶手,双下肢交替迈步,照护对象应具有控制手闸的能力,提起步行器放在前方。向前迈一步,落在步行器两后足连线水平附近,如一侧下肢肌力较弱则先迈弱侧下肢,后迈另一侧下肢。步行器基本步态模式见图 4-31。

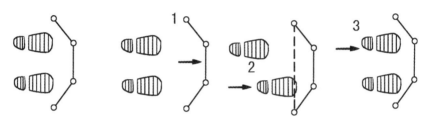

图 4-31　步行器基本步态模式

3. 注意事项

（1）使用步行器时要循序渐进,逐步适应。

（2）不要在地面不平整的场所使用,以免发生危险。

（3）使用有轮步行器时,如果身体重量过度向前推,步行器会向前滑动,失去平衡,使照护对象跌倒,使用时要特别注意。

（4）开始使用时,应有老年照护师指导帮助,老年照护师应站在照护对象身侧,帮助其掌握平衡,一旦照护对象身体失衡,要马上搀扶。

四、轮椅

轮椅主要是一种代步工具或步行器,用于使用各种助行器仍不能步行或步行困难者。对于不能行走但能坐起、病情许可、可起床活动,但需要保存能量的老人往往需要借助轮椅进行检查、治疗或室外活动以促进血液循环和体力恢复。使用轮椅前应评估老人的一般情况、年龄、体重、病情、病变部位与躯体活动能力,根据老人状况选择适宜的轮椅。使用前还应检查轮椅的性能是否良好。

(一)轮椅的种类

轮椅主架为铁制或铝制,坐垫部位为耐拉力的纤维制品,一般可由中部折叠,便于搬运和放置。轮椅的基本结构包括轮椅架、轮、刹车装置、靠背、坐垫等。常用的轮椅类型有以下几种。

1. 普通型(图4-32A)　驱动轮在后,小轮在前,移动方便,照护对象坐在轮椅上可用上臂转动手轮圈,自己控制行走。室内外均可使用。

2. 可调型(图4-32B)　轮椅的背部有固定头颈部的软槽,轮椅靠背能抬起和放平。适用于身体虚弱无力、难于支撑身体的照护对象。

3. 照护型(图4-32C)　简单轻便,造价低。老年照护师运送照护对象时使用。

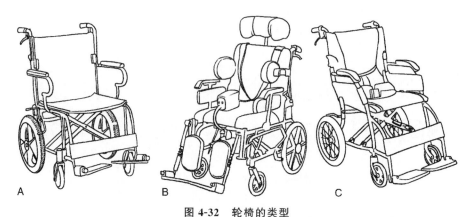

图4-32　轮椅的类型

A. 普通型;B. 可调型;C. 照护型

(二)轮椅的使用

1. 准备工作

(1)确认照护对象身体状况,是否可以使用轮椅。

(2)检查轮椅是否完好,车胎是否充气。

(3)如外出注意保暖,带好必须物品。

2. 操作步骤

(1)扶助照护对象坐轮椅:放置轮椅使椅背与床尾平齐,椅面朝向床头,将车闸制动,防止轮椅滑动,翻起足踏板。扶照护对象坐在床沿上,双腿着地,协助照护对象平稳坐到轮椅上,叮嘱其尽量往后坐,勿向前倾或自行下轮椅,将照护对象的双足放在足踏板上。

(2)推轮椅上台阶(图4-33):推轮椅上台阶时,老年照护师要提前告知照护对象,然后足踩踏轮椅后侧的杠杆,抬起前轮,以两后轮为支点,使前轮平稳地移上台阶,再以两个前轮为支点,双手抬高车把,抬起后轮,平稳移上台阶。

(3)推轮椅下台阶(图4-34):推轮椅下台阶时,老年照护师要提前告知照护对象。照护对象和老年照护师均背向前进方向,老年照护师在前,轮椅在后,叮嘱照护对象抓好扶手。提起车把,将后轮轻稳地移到台阶下,然后以两后轮为支点,缓慢抬起前轮,将前轮轻轻地移到台阶下。

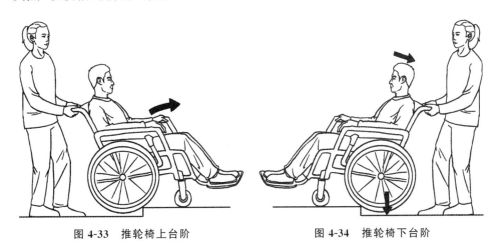

图 4-33　推轮椅上台阶　　　　　　　　　图 4-34　推轮椅下台阶

(4)推轮椅下坡(图 4-35):推轮椅下坡时,老年照护师要提前告知照护对象,照护对象和老年照护师均背向前进方向,老年照护师在前,轮椅在后,叮嘱照护对象抓好扶手,缓慢下坡。

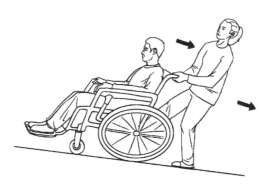

图 4-35　推轮椅下坡

(5)推轮椅上下电梯:推轮椅上下电梯时,老年照护师要提前告知照护对象。照护对象和老年照护师均背向前进方向,老年照护师在前,轮椅在后。进入电梯后,要及时拉紧车闸。

3. 注意事项

(1)推轮椅行进过程中,要注意观察道路情况,随时注意照护对象的表现,询问照护对象有无不适。

（2）使用轮椅时，要平稳移动，避免突然加速、减速和改变方向，避免车体较大的震荡，防止照护对象发生意外。

（3）使用轮椅过程中，注意与照护对象交流，说明前进方向。

（4）随时扶助照护对象将身体向后移动，尽量坐满轮椅，避免仅坐在前端而导致意外。

思考题

1. 协助照护对象穿脱衣裤的注意事项有哪些？
2. 协助照护对象穿脱衣服的口诀有哪些？
3. 老年人使用拐杖时的注意事项有哪些？

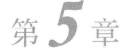
老年人用药照护

第一节　口服给药

　　口服给药是治疗疾病最常用的给药方法,服药时间可分为空腹、饭前、饭时、饭后、睡前等,具体给药时间要遵医嘱执行。

一、准备工作

　　1. 清洁环境,光线明亮。

　　2. 老年照护师穿清洁工作衣,洗净双手。

　　3. 正确取药:用药匙取出所用的片剂,放在药杯中;如是溶液,先将药液摇匀,再倒入药杯内,为保证药量准确,药杯刻度线应与视线平齐(图 5-1)。

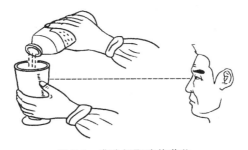

图 5-1　准确倒取液体药物

　　如是油剂或滴剂,先在药杯内倒入 5～10ml 温开水,然后用滴管吸取药液,滴到药杯中,按 15 滴等于 1ml 来计算药量。

二、口服给药方法

　　1. **解释**　询问照护对象情况,观察照护对象的病情,向照护对象解释服药的要求,取得照护对象的配合。

2. 取合适体位　一般情况下,照护对象的体位应采取站立位或坐位,不能坐起的照护对象取半卧位,可用软枕将其上身垫高,在照护对象服药 10～15 分钟后再恢复原来的体位。

3. 服药时间　严格按医嘱执行。对于促进食欲和胃功能的药物(如多潘立酮、甲氧氯普胺等)应在饭前 30 分钟服用,对胃有刺激的药物(如阿司匹林)应在饭后服用,以减少刺激。

4. 服药方法　对于一般药物,服药前先饮用温开水将口腔湿润,服药时用温开水送下,不可用茶水、咖啡或牛奶送服。吞服片剂或丸剂有困难的老人,可将药物碾细后加水调成糊状或溶液状再服用。对于鼻饲者,须将药物碾碎,溶解后从胃管内灌入,然后再注入少量温开水。服药后,无特殊禁忌者,一般应饮水 200ml 左右,以利于药物吸收。

老年人服药,宜逐片分次吞服,药物制剂较大时,可将药物分开,不可将许多药物一口吞入,以免造成老人吞咽困难、误咽或恶心呕吐等。服用多种药物时,注意药物之间的配伍禁忌,必要时分次间隔服用。

三、注意事项

1. 观察不良反应　在实施药物治疗过程中,要随时观察老人用药后的效果及有无不良反应。老年人常服用多种药物,对一些特殊药物,应根据医嘱重点观察一些重要的不良反应,如抗凝血药注意有无出血现象,强心药有无心率及节律的改变等,如出现异常,应及时与医护人员联系。

2. 注意药物有无变质　凡是标签不清楚、变色、松散、有异味、溶液出现絮状物、超过有效期的药物都不能使用。

3. 注意特殊用药　服用特殊药物,要严格遵医嘱进行。服用地高辛前,要先测脉搏,如果低于 60 次/分或节律不规则者停用,并及时通知医护人员;止咳糖浆类药物对呼吸道有安抚作用,服用后不宜大量饮水,以免冲淡药物,降低疗效;磺胺类药物和发汗类药物,服用后宜多饮水;对牙齿有腐蚀作用或使牙齿染色的药物如酸类、铁剂等,服用时应用饮水管将药液吸入,避免药液与牙齿接触。

4. 做好用药记录　服用药物应做好记录,对失智老人,送药到口,并做好交接班,避免漏服、错服和多服。

思考题

1. 老年人口服给药的方法有哪些?

2. 老年人口服给药的注意事项有哪些?

第二节　协助老人服药

协助老年人按医嘱及药品说明书要求服药,对不配合服药的照护对象应及时分析原因采取相应措施。

一、不配合服药的原因分析

1. 用药种类多　对于老年人来说,同时患有多种疾病,在治疗过程中,经常要服用多种药物进行对症治疗。因此,用药种类、服药次数越多,方法越复杂,疗程越长,用药的依从性就越低。

2. 药物的剂型与规格不适宜或包装不当　药物的剂型和规格是影响老年人用药依从性的重要因素。如药片太大造成的难以吞咽;药片过小,由于老年人的手指灵活性减退,会不利于老年人抓取;容器体积过小或瓶盖难以打开,也会对老年人造成服药困难;药物包装上的标签不清会直接导致老年人错误用药。

3. 药物的不良反应造成老年人停药　药物的不良反应可以造成老年人用药依从性下降。老年人在药物治疗过程中,对于自身的不适非常敏感,因此,有的老年人在不征求医务人员意见的情况下,擅自做出停药或减少剂量的决定。

4. 缺乏用药指导　少数老年人文化程度低、理解能力差,看不懂或无法阅读药物使用说明书,造成老年人的用药不依从。

二、照护措施

1. 仔细观察照护对象不配合服药的原因,有针对性地采取措施。

2. 老年照护师在发药前,耐心地告知照护对象及其家属药物的名称、剂量、用法、时间安排,药物的作用、可能出现的不良反应及应对方法,以提高照护对象对医嘱的依从性。

3. 对于自理服药的照护对象,老年照护师可以提前与照护对象一起将药物放在摆药盒内,保证照护对象服药剂量的准确,到服药时间,要注意观察照护对象是否按时服药,必要时督促他们服药。

4. 需要老年照护师发药时,把药放在适宜的容器内,放到照护对象手中,要看到照护对象咽下后再离开。

5. 对拒绝服药的照护对象,要耐心解释,多沟通,解除其思想顾虑,督促服药,必要时亲自喂药。

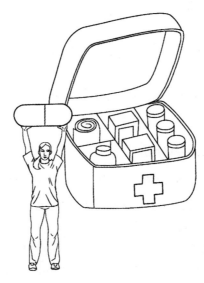

6. 必要时与家属沟通,取得家属的配合与支持,提高照护对象服药的依从性。

思考题

1. 协助老年人服药有哪些照护措施?

2. 直接导致老年人错误用药的原因有哪些?

第三节　眼药、耳药、鼻药的使用

一、眼药的使用

(一)准备工作

1. 环境清洁,光线明亮。

2. 老年照护师穿清洁的工作衣,洗净双手。

3. 检查药液是否过期、变色,是否有沉淀、异味,若发现变质,则不可使用。

4. 另备清洁毛巾或纸巾。

(二)眼药使用方法

1. 解释:用清洁毛巾洗净照护对象眼部,观察眼睛情况,询问照护对象的感受,向照护对象解释眼药使用要求,征得其同意后进行操作。

2. 协助照护对象平卧或取坐位。取坐位时头向后仰,应背靠椅背或床头,颈肩部垫软枕。

3. 眼药使用方法

(1)滴眼药水:老年照护师站在照护对象右侧,用左手拇指和示指轻轻分开照护对象的上、下眼睑,右手持眼药水距离眼睑 1～2cm,嘱照护对象的眼向上看,将药液滴入下眼睑和眼球之间的间隙(下穹隆)1～2 滴,再将上眼睑轻轻提起后松开,轻轻闭眼 1～2 分钟,同时按压内眦(内眼角稍下方)2～3 分钟,以防药液通过鼻泪管(图 5-2)流入鼻腔(图 5-3)。

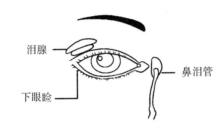

图 5-2 鼻泪管示意图

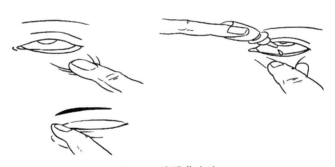

图 5-3 滴眼药水法

用毛巾或纸巾擦干面部外溢的药水。

(2)涂眼药膏:涂眼药膏时,老年照护师用左手指将照护对象的下眼睑向下方牵拉,右手持眼药膏,将药膏点入下穹隆内 0.5～1cm,注意一边挤入一边平行移动眼膏,使挤入的眼膏呈条状涂在该间隙内,若不是软管包装,可采用玻璃棒点眼药法。点完药后,嘱照护对象轻轻闭眼并转动眼球,以使眼膏分布均匀。

(三)注意事项

1. 点眼药前应仔细阅读药品说明书。

2. 点眼药前应仔细查对瓶签,检查药物是否过期、混浊、变色;用完后妥善保管,切忌将眼药水与其他外用药水混放在一起,以免造成误用;眼药宜保存于 4℃ 的环境中;有些药物,如治疗青光眼的毒扁豆碱(依色林)应避光保存。

3. 点眼药前应用棉球拭去眼部分泌物。

4. 滴眼药水时滴管应距眼睑 1～2cm,以免触及睫毛污染滴管或碰伤眼球;注意勿将眼药直接滴到角膜(黑眼珠)上,以免刺激眼睛;点眼药膏前,注意软管口不可触及眼部,以免眼药膏被污染。

5. 点完药后嘱照护对象轻轻闭眼,再用手指稍加按摩。如系手术及眼外伤患者,切忌用力压迫眼球。

6. 点完眼药水后应压迫内眦 2～3 分钟,以免药液顺鼻泪管流向鼻腔导致药效降低,或通过鼻黏膜吸收造成中毒,这一点对于小儿尤其重要。

7. 需滴两种以上药液时,两药间至少应相隔 3 分钟;先滴眼药水,后涂眼药膏;先滴刺激性弱的药物,后滴刺激性强的药物,以减轻患者的不适。

8. 如果眼药是混悬液,点眼药前需先摇匀。

9. 眼膏能在眼内停留较久,可出现雾视,故应在睡前用药为宜,以保证夜间结膜囊的药物浓度。

10. 已打开的眼药久置不用,一般不能再用,如必须用,则一定要检查眼药的色泽、透明度、有无真菌(棉絮状物)等。

11. 用药后出现明显的刺激症状,如红、痒、痛等,应立即停药,并到医院复诊。

12. 不可使用已变色、过期的眼药水。

二、鼻药的使用

(一)准备工作

1. 环境清洁,光线明亮。

2. 老年照护师穿清洁的工作衣,洗净双手。

3. 检查药液是否过期、变色,是否有沉淀、异味,若发现变质,则不可使用。

4. 另备消毒棉签。

(二)鼻药使用方法

1. 解释,擦去照护对象的鼻涕,必要时用消毒棉签清洁其鼻腔,观察鼻腔情况,询问照护对象感受,向照护对象解释用药的方法和要求,征得照护对象的同意。

2. 取合适体位:协助照护对象取头后伸位或头低侧向位滴药。

(1)头后伸位:照护对象仰卧在床上,颈肩下垫软枕,头尽量后仰以使鼻孔朝天;坐位时,背靠椅背,颈部放一小枕,头尽量后仰。

(2)头低侧向位:患者侧仰,头偏向患侧并向肩部垂下,使头低于肩部。

3. 滴鼻药:老年照护师一手扶照护对象的头部,另一手持滴药管,距离鼻孔 1～2cm,将药液滴入鼻孔 3～5 滴,滴后轻捏鼻翼数次,使药液充分和鼻腔黏膜接触,过几分钟再起来。每日滴药3～4 次。

4. 用毛巾或纸巾擦干面部外溢的药水。

(三)注意事项

1. 向鼻内滴药时,滴管头不要碰到鼻部,以免污染药液。

2. 不能长期擅自依靠滴鼻液来改善鼻腔症状,当药液使用效果越来越差时,应停止继续使用,请专科医师诊治,以免丧失治疗时机。

3. 遵医嘱使用药物。

4. 不可使用已变色、过期的药液。

三、耳药的使用

(一)准备工作

1. 环境清洁,光线明亮。

2. 老年照护师穿清洁的工作衣,洗净双手。

3. 检查药液是否过期、变色,是否有沉淀、异味,若发现变质,则不可使用。

4. 另备消毒棉签、纸巾等。

(二)耳药使用方法

1. 解释,先用消毒棉签擦净照护对象外耳道分泌物,观察耳道情况,询问照护对象的感受,向照护对象解释用药的方法和要求,征得其同意。

2. 协助照护对象取合适体位,一般取侧卧位,患耳向上;也可取坐位,头侧向一侧肩部,使患耳外耳道口朝上。

3. 滴耳药:老年照护师一手将照护对象的耳郭向后上方牵拉,使耳道变直,另一手持滴药管将药液顺外耳道壁滴入 3～5 滴,再用手指按压耳屏数次,休息片刻后再改变体位。

(三)注意事项

1. 滴耳药的温度最好与体温相近,避免使用过冷的滴耳药,以免刺激耳膜引起不良反应,特别对于眩晕、年迈体弱者,更应注意药液的温度,因为冷刺激能引起眩晕、恶心等反应。老年照护师可将药瓶握在手中数分钟,使药水温度接近体温。

2. 滴耳药的管头不应触及耳郭及外耳道口,滴药时让药液沿外耳道壁流入耳道深部,按压耳屏数次,最好保持在原位 5 分钟,切忌将药液直接滴在鼓膜上。

3. 软化耵聍时,每次滴药量可适当增加,最好在睡前滴药。

4. 几种药液同时使用时,应间隔 1～2 小时后交替滴入。

5. 如外耳道异物系昆虫类异物,可滴入乙醇、2％酚甘油或植物油等,使昆虫活动受限、窒息死亡,几分钟后再取出虫体。

6. 不可使用已变色、过期的药液。

思考题

1. 点眼药需滴两种以上的药液时应注意什么?
2. 滴鼻药时有哪些注意事项?
3. 滴耳药时应取什么体位?

第四节　家庭常用药物管理及注意事项

老年照护师在日常工作中既要协助和帮助照护对象服药,同时也要帮助他们管理药物。对于治疗慢性疾病的药物既要做到有充足的储备量又不浪费,并掌握药物的正确储存方法,保证药物疗效。

一、老年人常备药的种类及储备量

(一)老年人常备药的种类

根据老年人的特殊疾病,如家庭中有慢性病者,应备有治疗该疾病的储备药物和紧急情况下的急救药品。老年人由于动脉硬化、身体功能老化,常患有高血压、冠状动脉粥样硬化性心脏病(冠心病)、糖尿病等疾病,在天气变化、季节交替、情绪激动等时候易诱发心脑血管病变、哮喘急性发作,导致严重的后果。因此,应在医师的指导下备家庭急救药。每次病愈后剩下的药,可按有效期储存。如果自备,非处方药是家庭"小药箱"的首选。

1. 心血管系统应急抢救药物　通常应备硝酸甘油含片、异山梨酯(消心痛)、速效救心丸、卡托普利。在心绞痛发作时,首先要休息,然后舌下含服硝酸甘油或异山梨酯,咬碎药片含服,起效更快,1～3分钟便能缓解疼痛。另外,速效救心丸也可作为心绞痛急性发作的救急药物。高血压患者的血压可因情绪激动、剧烈活动等诱因而突然升高,从而出现视物不清、剧烈头痛、意识障碍、抽搐痉挛等高血压危象。此时,该病患者可立即舌下含化卡托普利1～2片,约2分钟后其血压便可逐渐下降,其他症状也可明显减轻。

2. 呼吸系统常备药　上呼吸道感染是老年人易患疾病,可备祛痰药,如盐酸氨溴索片、鲜竹沥口服液。应对气道痉挛的药物,主要是局部用的激素类喷剂和氨茶碱等。防治哮喘突发的止喘急救药,如沙丁胺醇气雾剂(舒喘灵)、喘乐宁和特布他林气雾剂(喘康速)。百服宁、泰诺等解热镇痛药,感冒发热时可用。

3. 消化系统常备药　患急性肠炎,出现腹痛、腹泻时,可服小檗碱(黄连素)、诺氟沙星。复方氢氧化铝(胃舒平)、甲氧氯普胺(胃复安)可用于胃溃疡、胃痛、呕吐、胃酸过多、胃胀,帮助消化、增进食欲等。另外,用于急救消化道出血的药物有口服凝血酶、云南白药等。

4. 抗过敏类药物　阿司咪唑(息斯敏)和氯苯那敏(扑尔敏)适用于过敏性湿疹、过敏性鼻炎、药物或食物过敏,与解热镇痛药同服,可以控制感冒时的鼻塞、流涕、咳嗽等症状。

5. 镇痛类药物　一般的头痛、关节痛可备卡马西平、罗通定(颅痛定)、盐酸曲马多、布洛芬等。癌症晚期患者可备麻醉性镇痛药物,如吗啡、哌替啶(杜冷丁)、芬太尼、美沙酮等。有肾结石、胆绞痛等症状的老年人可备抗胆碱类药品,如阿托品、山莨菪碱(654-2)等。

(二)老年人常备药的储备量

1. 储备量不宜过多,以免积压变质和过期失效,除常备药物和必要的急救药物外,其他的最好现用现备。

2. 治疗慢性疾病的药物,医院通常开1个月的量,当剩下2～3天的量时应上医院开药或通知家属。

3. 非处方药物常备3～5天的量,服用3～5天后症状无明显改善的,应立即就诊。

二、定期检查药物是否过期

(一)查看有效期的方法

每3～6个月检查1次药箱内的药品。过期的药物应及时更换、补充。按照有效期的先后顺序放置药品,先使用有效期短的,再使用有效期长的。有效期见原包装瓶、盒上的标签,如图5-4所示。

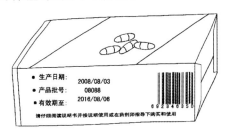

图 5-4　药品有效期

1. 标明有效日期　例如,标注"有效期至 2014-10-31",即该药可以使用到 2014 年 10 月 31 日。

2. 标明失效日期　例如,标注"失效期 2012 年 10 月",即该药可以使用到 2012 年 9 月 30 日。

3. 标明有效期　例如,标注"生产日期 2010 年 10 月,有效期 3 年",那么该药可以使用到 2013 年 9 月 30 日。

(二)各类过期药物的处理方法

如果不能确定内装药物的有效期或确定已经失效的药品,应由老年照护师收回暂存,通知家属取回处理。少量常用药物过期可毁掉包装,破坏药物,按照医用垃圾回收处理,以免误服引发危险。

三、家庭药物的保管方法

药物是预防、诊断和治疗疾病的重要物质,为了保证老年人安全合理地用药,促进健康,老年照护师必须了解药物的保管方法,以便协助老人正确用药,充分发挥药效,避免不良反应的发生。家庭药物的保管应遵循以下几点原则。

1. 保持药柜清洁、干燥、避光、通风。

2. 明确标识,分类保管。口服药、外用药、消毒剂分开放置,以免拿错药。

3. 按药物说明书的储藏条件保存,通常有以下要求。

(1)易氧化和遇光变质的药物,应用深色瓶盛装或放在黑纸遮光的纸盒内,置于阴凉、干燥处。如维生素 C、氨茶碱、盐酸肾上腺素、可的松。

(2)遇热易破坏的生物制品、抗生素等药物应低温保存,如抗毒血清、疫苗、胎盘球蛋白、易爆炸的香精、过氧化氢溶液。

(3)要求冷藏的药物应放在 2～10℃ 的冰箱内。

(4)易挥发、潮解、风化的药物均应装瓶密封保存,如阿司匹林、含碘片、糖衣片、各种维生素及胶囊等。

(5)易燃、易爆的药物如乙醚、乙醇、环氧乙烷应单独存放,放置在阴凉处,远离明火。

(6)易过期的药物如抗生素、胰岛素应按有效期的先后顺序放置。

(7)各类中药应放于阴凉、干燥处保存,芳香药物应密闭保存。

4. 尽量原包装保存,瓶装药服后拧紧瓶盖,以免药物潮解、氧化、变质。

5. 个人专用药,应单独存放并注明姓名。精神类、毒麻药、痴呆老年人的药要上锁,如艾司唑仑(舒乐安定)、吗啡类药物。

6. 定期查对药品的有效期,按有效期的长短顺序放置,过期药及时处理。

四、老年人用药的健康指导

1. 加强老年人用药的解释工作,要以老年人能够接受的方式,向其解释药物的种类、名称、用药方式、药物剂量、不良反应和期限等。此外,要反复强调正确用药的方法和意义。

2. 指导老人如果能以其他方式缓解症状的,暂时不要用药。如失眠、便秘等,可先采用非药物性措施解决,将药物中毒的危险性降至最低。

3. 指导老年人不随意购买及服用药物,只要注意调节好日常饮食,注意营养,科学安排生活,保持平衡的心态,就可达到健康长寿的目的。

4. 加强家属的安全教育,对老年人进行健康指导的同时,还要重视对其家属进行有关安全教育、用药知识的教育,使他们学会正确协助和督促老年人用药,防止发生用药不当造成的意外。

5. 选择合理用药时间

(1)清晨空腹服用:如降压药等。

(2)餐前服用:降血糖药、保护胃黏膜的药和健胃药,应在餐前 30 分钟服用。

(3)餐后服用:助消化药及对胃黏膜有刺激性的药物,应在餐后 15～30 分钟服用。

(4)睡前服用:催眠药应在睡前、老人上床后服用,以防摔倒,如地西泮(安定)。

(5)定点准时服用:为保持药物在血液中的有效浓度,每 4 小时或每 6 小时服药 1 次,如抗生素。

(6)舌下给药:是快速有效的给药途径,如心绞痛发作,舌下含服硝酸甘油、速效救心丸等,可迅速缓解症状。

思考题

1. 老年人常备药物的种类有哪些?

2. 心血管系统应急抢救药物有哪些?

3. 请举例易氧化和遇光变质的药物有哪些?应怎样保存?

4. 家庭药物的保管要遵循哪些原则?

5. 合理的用药时间有哪些?

第**6**章

老年人运动保健

第一节　老年人运动的目的

　　生命在于运动,运动有益健康。体育运动对老年机体的生理作用和防病治病作用已成共识。不管对健康老年人还是患病的老年人来说,运动都是十分重要的。只要按照老年人的生理和病理特点,安排合适的体育锻炼或专门的医疗体育,并持之以恒,则可有效地防治老年疾病,延缓衰老的进程。

　　1. 运动能提高胸廓的活动度,增加肺活量,改善肺的功能,促进气体的交换,预防并减少肺部疾病的发生。

　　2. 运动能促进血液循环,加快血流速度,增加心排血量和心肌的收缩力,并能促进冠状动脉的侧支循环,改善心肌的供血。运动还能促进脂肪代谢,减少肥胖,从而减少心血管疾病的发生。

　　3. 适量的运动可以促进胃肠蠕动,增进消化液的分泌而有益于食物的消化与吸收,并能增加食欲,保持大便通畅。

　　4. 运动可以延缓和预防骨、关节及肌肉的老化所引起的并发症,如骨质疏松、肌肉萎缩等,进而可以预防全身性疾病的发生。

　　5. 运动可以刺激大脑皮质的兴奋性,提高脑细胞的供氧能力,可解除大脑的疲劳,促进智力的发挥,预防老年性痴呆。并能提高对外界的应变和反应能力,保持健康的心态,使人精力充沛,积极向上,保持对生命、生活的热爱,从而延缓衰老。

思考题

　　请举例说明运动对身体的好处。

第二节　老年人运动锻炼应遵循的基本原则

运动锻炼可以强身健体、防病祛病、延缓衰老,但是,如果运动方法不当,不仅不能达到上述目的,反而会损伤身体,影响健康。

一、锻炼应该遵循的原则

1. 老年人在运动锻炼前最好做一次较为全面的身体检查,然后根据身体情况选择合适的锻炼项目。

2. 身体检查的结果又可作为锻炼前的客观指标,可与锻炼后的情况进行比较,判断运动锻炼的效果。如果身体一向较好,也可以自己检查一下,如连续下蹲 10～20 次或原地跑步 15 秒,看是否有心悸、气促、胸闷等不适症状;如果没有,即可开始锻炼。

3. 老年人的运动项目,一定要根据健康情况、条件、爱好等进行选择。一般来说,以选择各个关节、各部分肌肉都能得到较好锻炼的运动项目为宜,如慢跑、快步走、游泳、太极拳等,而不应该选择运动强度过大、速度过快、竞争激烈的运动项目。老年人也可以利用运动器材进行锻炼。

4. 应选择自己喜欢而可终身坚持的低冲击性运动项目,由于运动必须持续一段时间才可看出效果,所以要有恒心。

5. 最好参加一个运动团体,大家一起运动,互相鼓励和关怀,进而达到运动交友的目的。

二、可供老年人选择的运动

1. **太极拳**　柔中带刚,重心转移的流畅有助于肌肉的协调和平衡的训练,是很好的运动;但因多在屈膝的状态下移转重心,单足承重,关节的负荷很大,因此,膝关节功能不佳者不适宜锻炼。

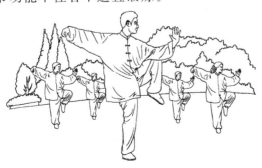

2. **瑜伽** 对关节、肌肉的柔软度帮助最大,但一定要缓慢进行,每个人的柔软度不同,不要操之过急,否则很容易拉伤。

3. **韵律舞、社交舞** 适合喜欢舞蹈,不喜欢机械化、公式化动作的人配合音乐的节律活动,能放松心情。

4. **其他** 如快走、骑自行车、游泳也都很适合老年人锻炼;但慢跑、爬山会使膝关节的负荷增大,不适合老年人锻炼。

思考题

1. 老年人运动锻炼时应遵循哪些基本原则?

2. 老年人选择的运动有哪几项?

第三节 老年人运动锻炼选择的地点和时机

一、选择的时机

(一)不提倡过早

1. 初春,晨间气温低、湿度大、雾气重。因室内外温差悬殊,人体骤然受冷,容易患伤风感冒,可使哮喘病、"老年性慢性支气管炎"、肺源性心脏病等病情加重,故老年人应在太阳初升后外出锻炼为宜。

2. 冬季忌早晨锻炼。由于冬季的清晨雾多,污染物会附着雾气漂移于低空,加上冬季绿色植物减少,空气的洁净程度更差,此时锻炼,污染物会通过呼吸道进入人体。因此,冬季忌晨练。

3. 据美国科学家研究认为,下午 4—6 时,是体育锻炼的最佳时间。专家指出:无论是人的体力发挥,还是身体的适应能力,都以下午接近黄昏时为宜。在这段时间内,人的听觉、视觉等感官最敏锐,全身的协调能力最强,尤其心率与血压均较低且平稳,最适合于锻炼。通常人们以为早晨锻炼好,其实不然。早晨锻炼时,心率与血压的升幅较傍晚明显升高,会对健康构成潜在威胁。

4. 傍晚锻炼,可使体内化解血栓的能力增加 39%。而早晨跑步,反而可使血栓形成的危险增加 6%。

(二)不提倡空腹

1. 对于老年人而言,空腹晨练是一种潜在的危险。

2. 老年人新陈代谢低,早晨血流相对缓慢,血压、体温偏低,在经过一夜的睡眠之后,不进食就进行 1~2 小时的锻炼,会使大脑供血不足,出现头晕,严重的会感到心慌、腿软、站立不稳,心脏功能不佳者会突然摔倒甚至猝死。

3. 晨练前应喝些热饮料,如牛奶、蛋汤、咖啡、麦片等,以补充水分,增加热量,增进血容量,加速血液循环,防止脑血管意外的发生。

(三)不提倡过量

1. 老年人体力弱,适应能力差,故运动一定要量力而行,循序渐进,舒适为宜,要日积月累,这样才能取得满意的锻炼效果。如偶尔剧烈运动反而有损健康,运动锻炼要持之以恒:要想通过体育锻炼取得良好的效果,必须持之以恒,决不能"三天打鱼,两天晒网"。最好是每天锻炼,每次锻炼 30 分钟左右;实在有困难时,每周锻炼不应少于 3 次。同时,要合理地安排好时间,养成按时锻炼的良好习惯,注意掌握适当的运动量。

2. 不能做过于激烈或持久的运动,宜多做些散步、打太极拳、广播操等舒缓的活动,否则激烈的运动容易诱发心、肺疾病。开始锻炼时运动量宜小,待适应后再逐渐增加。经过一段时间的运动锻炼后,如果运动时感到发热、微微出汗,运动后感到轻松、舒畅、食欲及睡眠均好,说明运动量适当,效果良好,就要坚持下去。锻炼的动作要由易到难、由动到静、动静结合。

3. 运动不能过量,由于每次运动都可能会引起肌肉组织出现轻微撕裂,因此,免疫系统要消耗能量加以修补,这样,余下的免疫系统只剩下"一半威力",影响身体对抗其他病菌的能力,此外,断断续续的无规律运动还将导致免疫系统受到明显抑制。因此,老年人锻炼时要掌握好动作的要领、技巧和锻炼方法。

(四)不能操之过急

参加运动锻炼决不能急于求成,而应该有目的、有计划、有步骤地进行,因为偶尔运动者吸入体内的氧气比长期坚持适宜运动的人要多,随着呼吸频率加快,各种组织代谢加快、耗氧量骤增,容易破坏人体正常的新陈代谢过程,造成细胞的衰老而危害机体。即不做无准备的锻炼,因老年人晨起后肌肉松弛,关节、韧带僵硬,四肢功能不协调,故锻炼前应轻柔地活动躯体,扭动腰部,放松肌肉,活动关节,以提高运动的兴奋性,防止因骤然锻炼而诱发意外伤害。

二、选择的地点

1. 应该是空气新鲜的地方,如湖滨、公园、清洁宽敞的绿化地区。

2. 如果在工厂、住宅区锻炼,应注意远离正在排烟的烟囱,并避免在高架桥下锻炼,应注意在上风向运动。

三、选择的运动量

1. 年龄不同　我国规定 60 岁以上的年龄就属于老年人范畴,若让 60—90 岁的老年人采用同一运动项目、同样强度的运动量进行锻炼,显然是不合适的。

2. 性别不同　一般来说,男性的体力比女性的要好一些,运动量也应大一些。

3. 健康情况不同　老年人的身体有强有弱,即使相同岁数的人,身体状况也有千差万别,有些甚至患有慢性疾病。因此,在选择运动项目、锻炼方法、运动量等方面也不应完全相同。

4. 工作性质不同　脑力劳动者比体力劳动者要多参加运动锻炼;体力劳动者,由于工作的不同造成身体的各个部位发展不平衡,更应该采取有针对性的锻炼。

5. 锻炼基础不同　有的老年人从少年或中年就开始锻炼,因此所选择的运动项目、锻炼方法及运动量等,也要有所不同。

6. 兴趣爱好不同　应根据每个人的兴趣爱好选择合适的运动项目,这样不仅易于坚持,而且锻炼效果也会更好。

思考题

1. 老年人锻炼的最佳时间是什么时候?
2. 为什么不宜空腹锻炼?
3. 老年人锻炼如何掌握运动量?

第四节　老年人运动的注意事项

一、注意事项

1. 运动的强度及时间要依个人的体能慢慢地增加,做到"有点累但又不至于太累"的程度,不可做到上气不接下气的地步,每周维持至少 3～5 次,每次 20～30 分钟。

2. 运动前要有 5～10 分钟的热身运动,运动后也要有数分钟的缓和运动。

3. 选择合适的运动鞋,鞋底以富弹性而不滑为佳。

4. 吃饭前、后 1 小时内不宜运动。

5. 由于运动时会出汗,身体损失水分后,会自然地从肠道中吸收一部分水分,这样就会促使粪便变得干结而不易排出。随着水分的吸收,有可能也吸收一些存在于粪便中已被分解出来的毒素,久而久之,就会给身体健康带来危害。

6. 老年人不宜练腿功。人到老年,整个骨质变得疏松、脆弱而无弹性,承受能力随着年龄的增长大大降低。同时,肌肉、韧带也都同时趋于萎缩和僵化,肌纤维缩短,韧带松弛、变长。稍有不慎,一旦跌倒,不仅有发生骨折、脱臼的危险,而且还可能导致颅内出血、偏瘫、全瘫,甚至死亡的意外。

7. 注意呼吸方式。运动时要用鼻吸气,要自由呼吸,因为空气经鼻吸入,鼻毛可挡住灰尘,鼻腔黏膜可调节空气的温度和湿度。同时,呼吸要自然,因为憋气时胸腔内的压力大,不利于血液回流至心脏。

二、夏季锻炼时应注意

1. 避免在上午 11 时至下午 4 时等炎热的时间段进行锻炼,减少阳光直接辐射在身体上。

2. 室外锻炼时要戴遮阳的白帽或用树枝、竹叶编成的凉帽;宜穿白色或浅色、透气性好、服质柔软、宽松、整洁的运动服。

3. 在运动过程中要增加间歇次数,每次 10～15 分钟,并设法在阴凉、安静处休息,且锻炼时间不宜过长。

4. 间歇时,可饮淡盐水或清凉祛暑饮料(绿豆汤、果汁、金银花水等)。

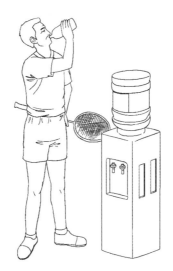

5. 锻炼后,立即用温水洗澡。浴后,进行 5～6 分钟自我按摩,达到消除疲劳的效果。

6. 如锻炼中出现中暑症状,应立即中止运动,将老人转移到阴凉通风处,

109

呼吸新鲜空气,脱去运动服,松解衣扣,并在头额部或腋下进行冷敷。

7. 对头晕、头痛、恶心的老人可服用藿香正气水、十滴水等祛暑药物,也可配合刮痧治疗;如重度中暑应直接送医院医治。

8. 剧烈运动后注意事项

(1)不宜立即停下来休息。

(2)不宜立即大量饮水。

(3)不宜马上洗冷水澡、游泳、吹风或用空调。

(4)不宜立即饮啤酒。

(5)不宜立即吃饭。

(6)高血压、心脏病、糖尿病、关节置换、腰肩颈酸痛、手足关节急性扭伤等健康问题者,应请专业医师诊查,并由物理治疗师指导合适的运动方法、运动强度及注意事项。

9. 遇到下列情况之一时应暂停锻炼

(1)体温升高,如感冒、急性扁桃体炎等症。

(2)各种内脏疾病的急性发作阶段。

(3)身体某一部位具有出血倾向的患者。

(4)运动器官外伤未愈时(功能恢复锻炼除外)。

(5)各种传染性疾病未愈时,应停止锻炼。

(6)运动前或运动中如有头晕、胸痛、心悸、面色苍白、盗汗等情形时,应立即停止运动。

思考题

1. 剧烈运动后有哪"五不宜"?

2. 老年人运动时应如何掌握呼吸方式?

第五节 老年人运动的方式

一、步行

(一)正向行走

民间有"饭后百步走,活到九十九"和"饭后三百步,不用进药铺"之类的谚语,人们对这种说法大多深信不疑,但也引起一些学者的注意。有学者认为,进食后胃肠功能增强,要求供应更多的血液,因而使其他器官,特别是大脑和心脏的供血量减少,如果此时再进行体育运动,有进一步导致大脑缺血、加重心脏负担的可能,故建议在饭后应稍作休息,甚至平卧一会儿,再出去散步。

(二)反向进行(倒行)

倒行是一种颇受人们推崇的、独特的锻炼手段,它的优点是能调动一些平时不经常活动的肌肉群(如腰背部的肌肉)积极活动起来,改善这些部位的血液循环,可减轻或消除腰背部某些病痛。同时,由于在倒行时必须注意力高度集中,全身放松,对神经系统有较好的调节作用,对高血压、胃病等也有一定的防治效果。下面介绍两种倒行方式。

1. 摇臂式　两臂配合腿的动作,前后自然摆动,腰要挺直。

2. 叉腰式　要头正、颈直、全身放松。

二、慢跑

(一)慢跑的好处

1. 慢跑被认为是健身运动之王,慢跑能增强心肌的收缩力,提高心排血量,增强心脏功能。慢跑能使冠状动脉扩张并促进其侧支循环。由于增加了心肌的供氧量,有助于增加心肌营养,预防冠状动脉粥样硬化性心脏病的发生。

2. 慢跑能增强肺功能,使肺活量提高,吸入的氧气较安静时期明显增加。慢跑可促进肺组织的活动,防止其弹性减弱,有助于预防肺气肿等疾病。

3. 慢跑还可以增加骨骼密度,能有效地防止骨质疏松的发生。

4. 慢跑能提高中枢神经系统的兴奋性,改善大脑兴奋与抑制过程的协调性,调节大脑皮质与内脏的联系,有利于延缓它们的衰老过程。

(二)理想的锻炼方式

建议采用走和跑交替的方法,而且是在走的基础上逐渐过渡。如果在采用走、跑交替法锻炼一段时间后,感觉良好,则不妨进一步过渡到匀速跑。究竟采用什么方式锻炼,还要因人而异,量力而行。

(三)老人慢跑禁忌

1. 忌雨天跑。

2. 忌雨后、雪后跑。

3. 忌雾天跑。

4. 忌迎风跑。

5. 忌在工厂下风方向跑。

三、爬楼梯

(一)爬楼梯的好处

1. 保持关节灵活　上下楼梯,使肌肉有节律性地收缩和放松,能增加腰背部、腿部肌肉的力量,特别是下肢肌肉韧带的活动能力,从而保持关节灵活,使两腿逐渐练得强劲有力。

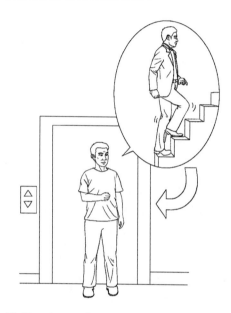

2. 预防冠状动脉粥样硬化性心脏病　人体心脏冠状动脉的供血是随着年龄的不断增长而逐年减少的。所以,人到中年,经常上下楼梯,可以增加冠状动脉的血流量,预防冠状动脉粥样硬化性心脏病的发生。

3. 提高呼吸功能　由于上楼时肌肉活动量增加,迫使呼吸器官加倍工作,增加肺活量,这样,可以改善随着年龄的增长而出现肺活量越来越小的状况,提高呼吸系统的功能。

4. 促使血压平稳　爬楼梯的方法,应以慢爬为主,1秒一个台阶,速度要均匀。用踮足方法爬楼梯不仅促进肌力的增强,而且还能增进脑和内脏的功能,促使血压处于平衡状态,具有独特的健身效果。

(二)爬楼梯时的注意事项

1. 爬停相间　即每爬1~2层在楼梯转弯的平台上略停片刻,再继续往上爬。

2. 切忌"屏气"　应以自然的呼吸配合自然的步伐。

3. 身心结合　足到眼到,不宜分心,以免发生意外。

四、五官运动

五官运动是一种对头、眼、耳、鼻、喉、齿的放松运动,已为不少人采用。其内容分下列步骤。

1. 搔首压发　先用两手手指抓全头头皮十几次,然后用两手轻压头发,由前额向后移动,如梳发一样,数次到十几次。

2. 按摩前额　用两手中指轻轻按摩眉间的前额部位,并分别向两侧移动至两侧的太阳穴各十几次。

3. 按摩太阳穴　用两手的中指和环指或手掌分别同时按摩两侧的太阳穴数次到十几次。

4. 捏鼻梁　用拇指和示指轻捏鼻十几次,可使鼻孔通畅。

5. 揉眼　两眼轻闭,用手指轻轻按摩两眼眶周围,可保护视力。

6. 搓耳及压鼓膜　用两手轻搓两外耳郭数次,然后用手掌窝间断地轻压两耳,使两耳鼓膜振动十几次,可防止鼓膜硬化。

7. 按摩面部　用两手掌按摩面部两颊,能使面部光洁。

8. 叩齿　上、下牙齿相互轻叩十几次,可使牙齿坚固。

9. 床上运动　未起床前用手摩擦面部,捏捏鼻梁,然后深深地吐气,随即屈腿,手足并伸,全身用力,使全身肌肉收缩。然后全身肌肉再放松;也可以使下肢交替屈伸数次。开始时,可从局部练起,在腿部、臀部、背部、腹部或颈部,一部分一部分地分别用力。

五、健脑操

对解除头晕很有效。最好每日做一遍,大概需要 6 分钟。

1. 上下耸肩运动　两足分开而立,与肩同宽,两肩尽量上提,使头贴在两肩之间,稍停片刻,肩突然下落,做 8 遍。

2. 背后举臂运动　两臂交叉并伸直于后,随即用力上举,状似用肩胛骨上推头的根部,保持 2～3 秒,两臂猛地落下,像要撞到腰上,做一遍。

3. 叉手前伸运动　屈肘,两手手指交叉于胸前,两手迅猛前伸,同时迅速向前低头,使头夹在伸直的两小臂之间,做 5～10 遍。

4. 叉手转肩运动　两手手指交叉于胸前,掌心朝下,尽量左右转肩。头必须跟着向后转,注意保持开始时的姿势,转动幅度要≥90°。左右交替,做 5～10 遍。

5. 前后屈肩运动　先使两肩尽量向后弯曲,状如两肩胛骨要碰到一起似的,接着让两肩向前弯,如同两肩会在胸前闭合似的,并使两只手背靠在一起,做 5～10 遍。

6. 前后转肩运动　屈肘,呈 90°,旋转肩部,先由前向后,再从后向前,旋转遍数不限。

六、健腿操

1. "干洗腿"　用双手从大腿根部逐渐向下推拿至足踝部,再从足踝部向上推拿十几遍,每日数次,能预防下肢静脉曲张、水肿、肌肉萎缩。

113

2."揉小腿" 双手握成拳头,置于小腿两侧,旋转揉动数十次。揉动前将腿平伸在床上练习,这样能促进下肢血液回流,增强腿部肌肉力量。

3."扭膝" 双腿屈膝并拢,微下蹲,双手置于膝上,顺时针方向和逆时针方向各揉动数十次。此法能舒通血脉,防治下肢乏力、膝关节病。

4. 坐在床边练双腿蹬夹动作或上下摆动 均可强健下肢的关节和肌肉。

5."暖足" 俗话说,"暖足凉脑",暖足就是要经常保持双足温暖,每晚要用热水泡足,能使全身血液畅通。

七、捏指疗法

根据中医学的经络理论和现代医学的脊髓神经反射理论而开发的捏指疗法,是刺激来自指尖的经络的疗法,因为身体末端的经络,同身体中其他经络相比,其治疗效果更大。另一方面,以往的神经反射疗法,一般是直接刺激脊髓神经主干的脊髓,但是,最近医学家们发现,刺激神经末端的方法更有效果。

（一）捏指疗法与治疗疾病

1. 肝病 揪捏右手拇指的两个关节。

2. 耳鸣 揪捏双手环指的 3 个关节。

3. 膝痛 揪捏左手小指 3 个关节的外侧。

4. 糖尿病 揪捏左手拇指的两个关节。

5. 高血压 揪捏左手小指根部。

6. 心脏病 揪捏左手小指 3 个关节的内侧。

7. 皮炎 揪捏双手示指根部。

8. 月经痛 揪捏双手示指的 3 个关节。

9. 眼睛疲劳 揪捏右手中指的 3 个关节。

10. 增强体力 揪捏左手中指的 3 个关节。

每次操作 3 分钟,每日 1～2 次。其特征是疗效立竿见影,而且无不良反应。但是,发热或手指受伤时应暂停操作。

（二）指捏疗法与日常保健

1. 强壮心脏法 经常按压手心劳宫穴,有强壮心脏的作用。劳宫穴在手掌横纹中,第二、第三掌骨之间(即手心)。其方法是用两手拇指互相按压,亦可将两手顶于桌角上按压劳宫穴,时间自由掌握,长期坚持可使心火下降。

2. 牙齿保健法 每日早、晚各叩 36 次,可治疗各种牙病,保护牙齿,使其坚固,不易脱落。

3. 预防感冒法 感冒是一种呼吸道传染病。每日轻轻地嗅杯中酒味,可保持嗅觉的灵敏,长期坚持对预防感冒有特效。

4. **防治头痛法**　每日早、晚用双手拇指和示指捏耳垂 100 次,可预防治疗各种原因引起的头痛。

5. **防治眩晕法**　长时间伏案工作或姿势不变从事一项工作后,起的动作快些,往往感到头晕目眩,这时可迅速用一只手的拇指和示指,分别用力按摩另一手位于小指和环指根约 2cm 处的"中渚"穴位,时间为 7～8 秒,然后换手。如此按摩 1～2 次,可消除头晕目眩症状。

6. **梳头防白发**　每日早、晚用双手指从额头上前发际梳至后发际,由轻到重,再由重到轻,梳 36 次,可促进头部血液循环,使经络流通、气血调和,不但能防治白发,还可使头目清醒。

7. **防治便秘法**　清晨空腹口服一碗温淡盐水后按摩腹部或转动腰胯,使水在胃内震荡,可消除胃内残渣物质,并能润肠通便。

8. **壮腰健肾法**　"肾之盛则寿延,肾之衰则寿夭",这是长寿的要诀。扭摆腰部可壮腰健肾。方法:站立,两手叉腰,上身向前稍倾,慢慢左右扭摆腰部,逐渐加快,至腰部感到发热为宜,早、晚各 1 次。

思考题

1. 步行的姿势有几种?
2. 爬楼梯时需注意什么问题?
3. 老年人适宜的运动方式有哪几项? 请举例。

第六节　老年人运动潜在的危险与自我防护

一、运动潜在的危险

1. 老年人运动最严重的不良反应为心血管系统反应,如加重心力衰竭、诱发心绞痛或心肌梗死,甚至猝死。虽较为罕见,但常发生于左心功能减退和有心肌缺血的老年人。

2. 发生脑血管的意外性则多见于有高血压、脑血管病变的患者。但是,由于缺少运动也是心脑血管病的一项危险因素,因此运动的益处和相对危险性必须根据自身身体素质进行评估。

3. 跌倒或其他肌肉、骨骼并发症引起的可能性伤害也应重视。所有运动的老年人应穿橡胶底的防滑鞋。适当地保暖,轻松地伸展,逐步开始活动可防止受伤。步行结合伸展运动,既能减少剧烈运动带来的并发症,又能避免不活动所带来的危险。

二、运动的自我监护

由于老年人各个脏器的组织和功能均已出现不同程度的退行性变化,且患有某些慢性疾病,因而老年人在健身运动中需因人而异、循序渐进、持之以恒。同时,还应特别注意运动量的自我监测,以防止超量运动带来的负面反应,影响健康,甚至发生意外。一般来说,老年人在健身运动中,可以从以下几个方面进行自我监测。

1. 呼吸 在健身运动过程中,由于需氧量增多,呼吸会稍快一些,属于正常现象;但不可过快,呼吸次数以每分钟 24 次为宜。如在运动中出现频繁咳嗽、喘气、胸闷和呼吸困难,则应减少运动量或停止继续运动。

2. 心率 可从测脉搏中获得,60 岁以内的中、老年人,若脉搏＜120 次/分,说明运动量适宜。如果达 130～140 次/分,则说明运动已超量,应减少运动量,以免心脏负荷过重。60 岁以上的老年人,运动中应保持脉搏＜110 次/分;如果出现脉搏次数减少或脉律不整齐,应立即停止锻炼,并及时就医。一般健康老年人在运动后 10 分钟,脉率应恢复正常;如不能及时恢复,说明运动量过大,应给予调整。

3. 饮食 老年人通过适当运动,可增强胃肠消化功能,改善食欲,食量稍增。如食欲下降,需考虑运动项目和运动量是否合适,应进行适当调整。

4. 睡眠 老年人通过运动,一般都会改善睡眠;若通过一段时间锻炼,反而失眠加重,且出现腰酸、体痛难忍,则应考虑是否运动过量,应及时调整。

5. 疲乏程度 一般来说,老年人在运动后,特别是刚开始锻炼后,会有轻重不等的疲乏感,而随着锻炼的经常化,适应性增强,疲劳感会逐渐消失。如果在健身锻炼后,不仅不觉得轻松愉快、精力充沛,反感困乏越来越重,甚至产生厌倦感,这说明运动量过大,可适当调整。

6. 体重 老年人在健身运动过程中,可每周测体重 1～2 次,最好在每周的同一时间测量。一般刚开始锻炼的人,3～4 周后体重会适当下降,这是新陈代谢增加、消耗增多、脂肪减少的缘故,随后体重会相对恒定在一定的水平上。如果体重呈"进行性"下降,可能是运动过量或其他原因,应及时查明。

思考题

1. 老年人运动最严重的不良反应是什么?

2. 老年人在健身运动中,可以从哪几个方面进行自我监测?

第**7**章

Chapter 7

家居常用物品消毒方法

消毒是指用物理和化学的方法杀灭或消除病原微生物的方法,是阻止传染病传播和临床治疗与照护中预防交叉感染的重要手段。

家庭是人们日常生活的重要场所,在家庭环境中,一旦家庭成员中有人生病或携带病原微生物,由于成员之间互相接触频繁,很容易使疾病在家庭成员间传播而危害身体健康。因此,做好家庭日常用品及环境的消毒是保障家庭成员健康、避免交叉感染的一个重要措施,作为老年照护师应掌握常用物品的消毒方法。

第一节　常用家居消毒方法

一、擦拭消毒法

擦拭消毒是指用化学消毒剂擦拭物体表面或皮肤进行消毒的方法。常用擦拭消毒法有使用碘伏、乙醇等消毒剂进行伤口、皮肤的消毒。物体表面及地面消毒可用 500mg/L 含氯消毒剂擦拭消毒,电话机可用 75% 乙醇擦拭消毒。

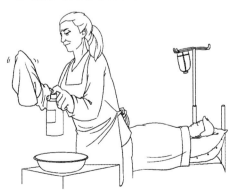

117

二、煮沸消毒法

煮沸消毒简便、有效,是家庭消毒的常用方法。煮沸消毒法适用于不怕湿、不怕热的任何物品,如搪瓷类、金属类、玻璃类、橡胶类、布类、餐具、食物等。一般水沸后再煮 10～15 分钟即可达到消毒目的。每次消毒物品不宜放置过多,水浸过消毒物品,应让物品所有的面都能接触到水,碗、杯等不宜叠加,水沸后计时。玻璃类物品应从冷水或温水时放入,橡胶类物品应在水沸后放入。

三、高压蒸汽消毒法

可利用家用高压锅进行高压蒸汽消毒,利用高温湿热来杀灭微生物,消毒效果可靠。适用于耐热、耐湿的物品。高压锅内放适量的水,放入蒸架,在蒸架上放需要消毒的物品。水沸出蒸汽后开始计时,5～10 分钟即达消毒目的。

四、紫外线消毒法

波长为 200～275nm 的紫外线具有较强的杀菌作用,适合于空气及物体表面的消毒。可用专用的紫外线灯或利用日光中的紫外线进行消毒。用紫外线灯进行空气消毒,有效距离为 2m,对物品进行消毒,有效距离为 25cm 左右,消毒时间为 30 分钟,开灯 5～7 分钟后计时。应保持灯管的清洁,消毒物品没有遮盖,室内空气清洁,无灰尘和水雾。日光曝晒消毒,宜将物品曝晒于日光下4～6 小时。用紫外线灯消毒时要注意人体皮肤和眼睛的保护,消毒期间不宜在室内活动,如人无法离开室内,则皮肤和眼睛不能直接暴露于紫外线下,可用床单等遮盖。

五、浸泡消毒法

浸泡消毒是指将物品洗净、擦干,浸泡于消毒溶液中,达到杀灭微生物的方法。根据消毒剂种类、浓度及物品种类的不同,浸泡的时间亦有差别。常用的家庭浸泡消毒液有含氯消毒剂,如漂白粉溶液等。

六、燃烧法

焚烧消毒是较彻底、有效的消毒方法,适用于被致病菌污染后无保留价值的物品,如被污染的敷料和纸张等。家庭消毒不宜用焚烧法。某些金属、搪瓷类物品急用时可用燃烧法消毒。器械可直接在火焰上烧灼 20 秒,盆类消毒可倒入 95％乙醇少许,点燃后慢慢转动,直至熄灭。燃烧消毒时要注意安全,须远离易燃易爆物品,中途不要添加乙醇。刀、剪或贵重器械忌用燃烧法,以免损坏。

七、熏蒸消毒法

熏蒸消毒是指将消毒剂加热或加入氧化剂,使之成为气体状态,在一定的浓度下达一定的时间,从而起到消毒的目的。常用家庭熏蒸消毒法有食醋熏蒸消毒法。

思考题

1. 常用的家居消毒方法有哪些?
2. 煮沸消毒法有哪些注意事项?

第二节　常用家居物品的消毒方法

一、空气消毒

通风换气是清洁空气简便而有效的方法,居室内各房间应定时开窗通风,以保持室内空气新鲜和降低微生物的密度。夏季气温高,应注意经常打开门窗通风;冬季气候寒冷,气温低,但也应保持每日通风换气 2 次,每次 20～30 分钟。另外,日常应用湿式打扫卫生,如用湿抹布擦拭各种家具、物品,湿拖布擦地以减少室内尘埃,达到洁净空气的目的。但应注意每次打扫卫生后,将抹布及拖布清洗干净,晾干,防止细菌繁殖。

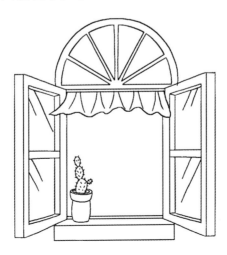

二、紫外线灯消毒

紫外线灯消毒空气方便、高效且不损害物品。消毒空气时,先将室内环境打扫干净,关闭门窗,停止人员走动。紫外线灯的有效距离不超过 2m,照射时间不少于 30 分钟(以开灯 5～7 分钟后开始计时)。多个房间进行消毒时,应关灯后间隔 3～4 分钟才能再次开启紫外线灯。

用紫外线灯消毒时人员应离开房间,若不能离开,则应保护好眼睛及皮肤,可戴墨镜或用纱布遮盖双眼,面部、肢体用被单遮盖。紫外线灯管要保持清洁,可每周 2 次用 95％乙醇棉球擦除表面灰尘、油垢。紫外线灯管有效消毒使用时间约为 1000 小时。

三、药物喷雾与熏蒸消毒法

消毒剂的喷雾与熏蒸一般不宜在家庭使用,当家庭成员中有患传染性疾病时可在护士指导下使用。常用空气消毒剂有含氯消毒剂、过氧乙酸、甲醛溶液等。消毒剂可在药房或化学试剂商店买到。

1. 喷洒法　消毒前将房间密闭,按每立方米用 0.1％～0.2％过氧乙酸 8ml 计算所需的消毒剂量,加入喷雾器进行喷洒消毒,喷洒时按从里到外、从上至下的顺序进行。喷洒后密闭 1 小时,其后随即打开门窗通风,使用时注意个人防护。也可用甲醛溶液按每立方米空间 80ml 喷洒,喷洒后密闭 1 小时。

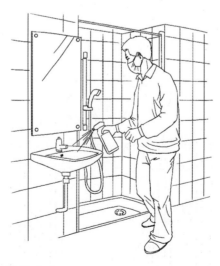

2. 熏蒸法　消毒前将房间密闭,醋适量,加等量的水,放置于瓷或玻璃器皿中加热煮沸蒸发,密闭门窗 2 小时后开窗通风。

四、碗筷消毒

1. 煮沸法　煮沸是碗筷等食具最简便且可靠的消毒办法。在进行煮沸消毒时,水一定要浸没碗筷,并将碗、杯等直立放置而不应叠放,这样可使沸水充分接触碗筷的各个部位。煮沸时间为 5～10 分钟(以水沸后开始计时),如怀疑有肝炎病毒等抵抗力较强的微生物污染,煮沸时间应为 15～20 分钟。

2. 蒸汽消毒法　家庭蒸汽消毒可采用蒸锅,水烧开冒出蒸汽后蒸 10～15 分钟。也可用高压锅,将碗筷放入高压锅内架上,加一定量的水,水烧开产生蒸汽后计时,1 分钟可杀灭一般细菌,5 分钟可灭活乙型肝炎病毒。

3. 远红外消毒柜消毒　远红外碗筷消毒柜采用干热消毒法,温度达 125℃,维持 15 分钟。此法消毒效果好,但对碗、筷的损坏大。消毒后待冷却后再打开箱门,以免烫伤及防止碗、盘破裂。

4. 消毒剂浸泡消毒法　不耐高温的食具可采用此法。常用的消毒剂有含氯消毒剂(含 500mg/L 有效氯)、0.5％～1％过氧乙酸等,消毒时需将碗、筷完全浸没,浸泡时间为 10～30 分钟,消毒后用清水冲洗干净。

五、床单、被套、衣服、毛巾消毒

1. 洗涤消毒法　床单、被套、枕套、衣服等棉布织品一般采用洗涤消毒法,可放入洗衣机用肥皂或洗衣粉进行洗涤,洗完后晒干或烘干。

2. 煮沸消毒法　棉织品、毛巾可用煮沸的方法进行消毒,可直接煮沸 20～30 分钟。

3. 消毒剂浸泡消毒法　不耐高温的化纤制品或纯毛制品可以用化学消毒液浸泡(如 84 消毒液等),如用含 250mg/L 有效氯的含氯消毒剂浸泡 30 分钟,然后再进行洗涤。消毒剂的选择可咨询医护人员。

4. 日光曝晒法　较大的被褥,可以置阳光下曝晒 4～6 小时,翻动一两次,使每一部位都晒到。一般的衣、被都可用此法消毒。

如果是传染病患者用过的衣物应先消毒,后拆洗,反之,易造成污染。消毒方法可在医护人员指导下进行选择。

六、剃须刀、修面刀、牙刷消毒

1. 专人专用　一些通过血液传播的传染病,如乙型肝炎、丙型肝炎、艾滋病等,可通过剃须刀、修面刀、牙刷等传播,只要刀片或牙刷上受到含有病原微生物的血液、体液污染,再接触到正常人细小的伤口,就可能造成疾病传播,因此,牙刷不能共用,剃须刀、修面刀一人一用一消毒。

2. 浸泡消毒　剃须刀、修面刀如不能做到专人专用,应该用适当的消毒剂浸泡消毒。

七、浴缸消毒

家用浴缸每次用完后应用浴缸清洗剂彻底刷洗干净,同时定期用 84 消毒液或施康对浴缸进行消毒。方法:用含有效氯 250～500mg/L 的 84 消毒液或施康(即 1ml 原液加水 10～20ml)擦拭浴缸,保留 30 分钟后清洗干净。

八、抽水马桶消毒

抽水马桶使用频繁,易被微生物污染或污垢积聚,因此彻底地清洁消毒是非常重要的。可用装有粉状含氯消毒剂的小布囊或消毒块挂在抽水马桶冲洗缘,消毒剂随每次冲洗释放部分进入抽水马桶。同时,每日应用清洁剂等对座便器、马桶座垫圈、马桶盖进行清洁刷洗。

思考题

1. 清洁空气简便而有效的方法是什么?
2. 紫外线灯消毒时有哪些注意事项?
3. 床单、被套、衣服、毛巾应如何消毒?

参 考 文 献

北京社会管理学院,北京欧福森教育咨询有限公司,王素英,等.2013.欧洲实用养老护理技术.北京:北京大学出版社、北京大学医学出版社.

蔡林海.2012.老化预防、老年康复与居家养老的基础知识.上海:上海科技教育出版社.

常学辉.2013.中老年食疗养生一本全.天津:天津科学技术出版社.

耿莉华,王国权.2004.陪护员培训教材.北京:科学技术文献出版社.

何秋,王慕一,等.2013.脑中风防治与康复.沈阳:辽宁科学技术出版社.

侯晓霞.2013.老年常见病的预防与照护.北京:北京大学出版社、北京大学医学出版社.

化前珍,郭明贤.2007.老年护理与康复.西安:第四军医大学出版社.

化前珍.2012.老年护理学.北京:人民卫生出版社.

姜滨英,甘承文.2006.健康营养保健管理师培训教材.北京:北京大学医学出版社.

李红娟.2011.体力活动与健康促进.北京:北京体育大学出版社,.

李欣,等.2013.老年心理维护与服务.北京:北京大学出版社.

林耿明,等.2013.中老年人运动指南.北京:中国医药科技出版社.

刘彬.2012.家庭照护师·初中级.北京:中国劳动社会保障出版社.

刘彬.2012.家庭照护师·基础理论.北京:中国劳动社会保障出版社.

孟昭泉,闫中瑞.2012.脑梗死患者康复宜忌.北京:金盾出版社.

倪光明.2011.老年保健.芜湖:安徽师范大学出版社.

倪荣,王先益,等.2009.居家养老护理.杭州:浙江大学出版社.

史宝欣.2007.老人关怀与家庭护理.重庆:重庆出版社.

汪小明.2013.居家养老.北京:中国劳动社会保障出版社.

王建荣,田晓丽.2008.军队护理论坛.北京:人民军医出版社.

王世俊.2007.老年护理学.北京:人民军医出版社.

肖焕禹,徐本力.2012.中老年健身与养生教程.上海:复旦大学出版社.

姚慧.2011.全方位养老照护指南.宁波:宁波出版社.

余小平,钱培芬.2005.老年护理保健.上海:上海世界图书出版公司.

臧少敏,陈刚.2013.老年健康照护技术.北京:北京大学出版社.

中国就业培训技术指导中心,人力资源和社会保障部社会保障能力建设中心,刘则杨,等.2013.养老护理员·初级.北京:中国劳动社会保障出版社.

中华人民共和国民政部,全国老龄办养老服务体系建设领导小组办公室,杨秀梅,杨辉.2010.全国老年服务标准化文件汇编.北京:中国社会出版社.